T0246572

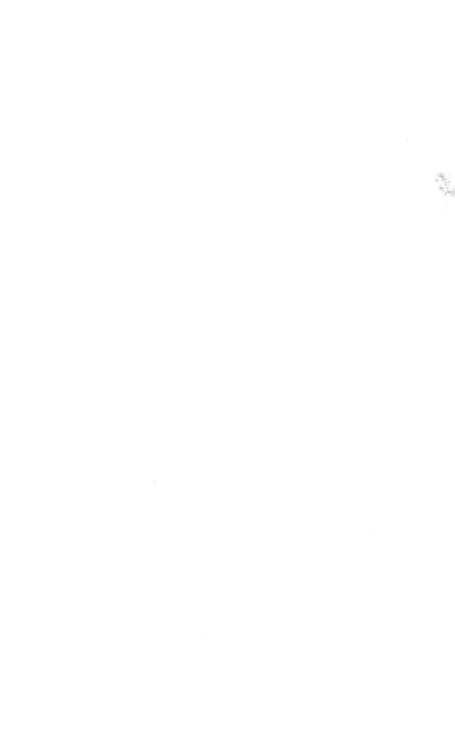

Ramiro Calle

Hatha-yoga esencial

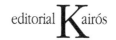

editorial Kairós

© 2021 by Ramiro Calle

© de la edición en castellano:
2022 by Editorial Kairós, S.A.
www.editorialkairos.com

Fotocomposición: Grafime. 08014 Barcelona
Diseño cubierta: Katrien Van Steen
Impresión y encuadernación: Romanyà-Valls. 08786 Capellades

Primera edición: Abril 2022
ISBN: 978-84-9988-989-4
Depósito legal: B 5.084-2022

En memoria de mi amado gato Émile, un gran hatha-yogui, del que tanto aprendí y que tanto me ayudó a abrir el chakra del corazón.

Agradecimientos

Siempre en deuda con mi madre, María del Mar, un gran ser, que fue mi primera gurú, me enseñó el amor por los libros y por las culturas asiáticas, y me llevó a mi primera clase de hatha-yoga. También en perpetua deuda con mi padre, Ramiro, en cuya rica biblioteca de superación personal pude encontrar libros que me ayudaron a estimular mis ideales de autodesarrollo. Gracias a su inmensa generosidad, Almudena Hauríe Mena y yo pudimos inaugurar el centro de yoga y orientalismo Shadak en 1971. Con inmenso cariño para mis hermanos Miguel Ángel y Pedro Luis, que siempre me han alentado y apoyado en mis actividades orientalistas.

Mi gratitud es inmensa para Rafael Masciarelli, que me introdujo en la senda de las técnicas orientales de autorrealización y se convirtió en mi amigo del alma.

Mi profundo agradecimiento para dos fraternos y leales amigos, Jesús Fonseca y Antonio García Martínez.

Hago extensivo mi agradecimiento a mi buen amigo, bella persona y excelente periodista Javier Villuendas.

Mi sentido reconocimiento para Agustín Pániker, Anna Ayesta e Isabel Asensio, de la editorial Kairós, por su confianza, amabilidad y generosa atención.

Sumario

Introducción

La excelente acogida que se le ha dispensado a mi libro *El milagro del Yoga*, que aborda el yoga y sus distintas modalidades en general, y debido a que el *hatha-yoga* ha sido tergiversado y a veces degradado e incluso reducido a una gimnasia contorsionista, donde solo prima el *asana* y se ignoran sus valiosos principios y técnicas, me ha llevado a proponer a la Editorial Kairós la escritura y publicación de una obra centrada en esta modalidad yóguica y en la mayoría de sus eficientes y preciosos métodos, tales como el *pranayama*, los *mudras*, los *bandhas* e incluso los *shatkarmas*.

En consecuencia, queremos dar a conocer la verdadera dimensión del hatha-yoga, que no es tan solo un yoga corporal, sino que puede llegar a ser muy completo, si se observa y se practica con rigor. Se debe tener en cuenta que no es una gimnasia exótica, ni un deporte ni una calistenia, y mucho menos una burda técnica para conseguir un cuerpo llamativamente flexible. Por supuesto, tampoco es un método para adelgazar, provocar sudor o activar las endorfinas, rendir culto al cuerpo afirmando el ego o convertirlo en tan elástico que uno pueda jactarse de ello, envanecerse y apabullar incluso a otros practicantes.

En el auténtico hatha-yoga, se utiliza la corporeidad para ir más allá y, a través del cuerpo (sustancia material) conectar con el aliento o espíritu, de tal modo que lo corporal, que es *maya* (lo ilusorio), se utiliza como punto de apoyo o pértiga para alcanzar la energía que lo insufla y está más allá de él. Sin embargo, si el practicante, en lugar de reorientar su anhelo hacia lo alto y esclarecer su visión, se deja atrapar por la *maya* del cuerpo, está haciendo lo contrario de lo que debería y en lugar de aprender a cabalgar sobre el cuerpo, el cuerpo cabalga sobre él, como si el caballo cabalgara sobre el jinete. Este caso se da con muchos hatha-yoguis modernos, y no digamos nada de los que solo se enfrascan en un yoga atlético. En vez de conseguir el desapego del cuerpo, lo acentúan, y lo que se concibió como liberador, se convierte, mal utilizado, en una esclavitud. Se pervierte el *sadhana*, porque lo que era un yoga psicosomático se torna en un conjunto de ejercicios de calistenia sin la menor intención liberadora o siquiera integradora. Esta generalizada distorsión y devaluación del hatha-yoga hace que miles de personas solo practiquen un simple sistema de ejercicios gimnásticos, convencidos de que siguen la disciplina verdadera. El *sadhana* liberador deja de serlo y, entonces, sería mejor hacer gimnasia sueca o del tipo que fuere. Así, por lo menos se puede saber que los ejercicios que se están haciendo no tienen nada de auténtico yoga y que, por lo tanto, no darán los resultados que se esperaban. También se traiciona la esencia de esta modalidad yóguica que no surgió para alterarnos, hiperactivarnos o acelerarnos, sino, todo lo contrario, para calmarnos y cooperar así con la corporeidad en la búsqueda interior, que es lo que el genuino yoga pretende: aquietarnos al máximo para que se pueda frenar la mente y surja un tipo más profundo de percepción, así como de cognición.

Es una constante, a lo largo de la historia del yoga, que no es una excepción en el hatha-yoga, insistir en la necesidad de dominar los sentidos (*indriyas*) para así lograr sustraerse por un tiempo a su influencia centrifugadora y poder recogerse en lo más hondo, calmo y revelador de la mente en la que se da la posibilidad de ir cambiando los parámetros y, por lo tanto, la mente misma. Asimismo, el asana bien ejecutado y atendiendo a sus requisitos con rigor es un medio para dominar los *indriyas* y cerrar sus ventanas al exterior con el fin de lograr una fructífera interiorización que modifique la percepción, sobre todo la del Sí mismo. El asana ayuda a recogerse y el control respiratorio permite pasar del *pranayama* propiamente dicho al *pratyahara* o inhibición del pensamiento. Los antiguos yoguis pretendían incluso purificar la materia o sustancia corporal y mutar, digámoslo así para entendernos(por mucho que suene a ciencia ficción), «la mente de la célula», activando la sustancia vital (*rasa*) para tratar de llevar a cabo una tarea transformativa de gran envergadura.

Como reconozco en mi *Autobiografía espiritual* (Kairós), durante un tiempo yo mismo menosprecié el hatha-yoga debido a mi deseo de poner toda mi energía y disciplina directamente en la evolución de la consciencia. Sin embargo, después me percaté de la necesidad de implicar al cuerpo y, ya que lo tenemos, utilizarlo como herramienta en la senda del autodesarrollo. En definitiva, terminé por comprender que el hatha-yoga, realizado con precisión y disciplina, es un yoga completo en sí mismo y, desde luego, un excelente coadyuvante, por eso lo incorporé a mi práctica hace más de sesenta años.

Con ilusión, he emprendido la redacción de esta obra en un intento de recuperar las raíces y la esencia de esta modalidad de yoga a veces tan desvirtuada y falseada. Este libro es el resultado de mi verificación personal y la gran mayoría de las técnicas expuestas han sido examinadas por mí, no siempre con éxito, pero sí con esfuerzo constante, aliento renovado y confianza en esta disciplina.

A lo largo de tantos años en el ámbito del yoga, que ha dado un gran sentido a mi vida, he compartido con los demás la idea de que es muy importante que la gente llegue al yoga, aunque no busque lo verdadero, ya que esta disciplina puede cambiar a quien la asume y orientarle hacia la verdadera esencia. Habrá muchos que se contenten con los ejercicios puramente gimnásticos, creyendo que eso es el yoga y que no busquen nada más. También, en el peor de los casos y no es infrecuente, puede que encuentren una forma de yoga que no lo es en absoluto, y lo abandonen profundamente decepcionados. Muchas personas han estado practicando un tiempo una especie de yoga totalmente distorsionada y, después, al cambiar de instituto o profesor, han descubierto lo que era el auténtico yoga.

Como verdadera disciplina de transformación, el hatha-yoga debe incorporar el *yama* y el *niyama* y proponerse, aunque sea como ideal remoto, el *samadhi* o estado de supraconsciencia, que no puede ser alcanzado sin la ayuda de la meditación y otras técnicas introspectivas y de unificación de la consciencia. Sin embargo, es de indiscutible ayuda en la senda hacia la autorrealización (aunque se dejen de lado y no se recurra en absoluto a los asanas) que se utilicen otras técnicas, y de modo muy especial las de *pranayama* y autoinmersión a través de la relajación consciente y profunda.

En este libro, aparte de poner el énfasis sobre los principios del auténtico hatha-yoga, deseo ofrecer al lector un manual práctico y funcional sin necesidad de recurrir a cientos de asanas o a decenas y decenas de técnicas de *pranayama*. Muchos autores buscan destacarse por plantear un número apabullante de técnicas (sobre todo asanas, mostrando incluso cientos de ellos) cuando, en realidad, con una parte es más que suficiente y lo idóneo es practicar con regularidad, ya que no basta con saber que existen. A lo largo de muchos años he podido constatar que, tanto en la India como en Europa, los practicantes de yoga eran en general bastante más serios que ahora y se contentaban con practicar una docena de asanas, pero insistiendo, para conseguir así perfeccionarlos, puesto que la verdadera función del asana no es divertir al practicante sino ayudarle a evolucionar.

Muchos practicantes de hatha-yoga ignoran, aunque otros lo hacen deliberadamente, que el hatha-yoga es una vía para desembocar en el *radja-yoga*, lo que la convierte en una modalidad de yoga completa en sí misma y no en un único fragmento. Por lo tanto, cuando nos referimos al auténtico hatha-yoga, conviene tener en cuenta que, en última instancia, es también un método o camino para aproximarse a la consciencia liberada. Por esta razón, incluyo aquí un apéndice concreto sobre la búsqueda del Ser, pues también el verdadero hatha-yogui lo busca y ensaya sobre sus cuerpos físico y energético para obtener estados más elevados de consciencia. Al poner la corporeidad al servicio de la búsqueda interior, la convierte en un medio para trascender y trascenderse. De este modo, se entiende el cuerpo como una carroza y el verdadero yo o Sí-mismo (la naturaleza real) como el amo. Mientras nos encontramos en este plano, estamos asociados a la carroza; ahora bien, en lugar de dejar que se aparte de su ser, el hatha-yogui se sirve de ella para aproximarse a su esencia.

No entraré en esta obra a tratar los beneficios terapéuticos, ni el alcance del yoga como terapia, porque ya lo hice extensamente en mi obra *Principios de yogoterapia*, varias veces reeditada.

He incluido en esta obra un magnífico apéndice de José Manuel Muñoz, mi alumno durante muchos años, así como brillante médico internista e investigador de la disciplina del yoga, que ya participó en otro de mis libros con otro magistral apéndice. Sabiendo de sus amplios conocimientos, tanto médicos como yóguicos, y siendo él mismo un asiduo y avanzado practicante de yoga, no quería dejar pasar esta oportunidad para que nos aportase parte de sus conocimientos y experiencias.

El buscador espiritual (que es al mismo tiempo un insosla-
yable explorador de la consciencia) requiere de todos los medios de los que pueda servirse para tratar de culminar su meta.
En consecuencia, dado que tenemos un cuerpo, contraparte de
la mente, es de gran ayuda servirse de él como herramienta liberadora. El hatha-yoga se convierte, en tal caso, en una senda
que conduce a otra Senda.

I. Orígenes y trayectoria del hatha-yoga

Alrededor del siglo x aparecen dos grandes personajes en el ámbito del yoga: dos yoguis excepcionales que, en cierto modo, son los padres del verdadero hatha-yoga y las cabezas más importantes de un linaje que se conocerá como el de los *nathas* o *kamphata*. Me estoy refiriendo a Matsyendranath y su discípulo Goraknath que, a su vez, tuvo otros discípulos relevantes. Ambos están considerados por la tradición como *siddhas,* es decir, liberados-vivientes y portadores de una gran sabiduría mística e iniciática. Además, conocieron todas las leyes secretas de la botánica oculta, la alquimia interior, el real faquirismo, la transmutación de las energías y el despertar de la *kundalini,* entendida como simiente espiritual o potencial mística que reside en todo ser humano, pero que muy pocos despiertan.

Había un linaje de *siddhas* o liberados vivientes en el norte y otro en el sur de la India, aunque es una división un poco artificial. El *siddha* era una persona altamente evolucionada, que habría recobrado la sabiduría esencial perpetuada desde la noche de los tiempos y que permanece en cada persona como una semilla espiritual que hay que desarrollar mediante las enseñanzas y métodos que estos mismos *siddhas* fomentan y velan por ellos.

Hay una fuerza denominada *kundalini* (sobre la que se han vertido muchas metáforas, mitos e incluso supersticiones) que está aletargada en todo ser humano, un manantial de lucidez y compasión, que con las técnicas y actitudes necesarias se puede activar y desplegar. Se ha rodeado de un difuso simbolismo y misterio, cuando en realidad es un potencial que se reaviva si uno pone los medios para ello, pero que muere si uno no los pone. De acuerdo con la tradición, los *siddhas* tenían la capacidad de dar con su propia energía un toque a la consciencia de sus discípulos para ayudarlos a evolucionar más fácilmente. Este toque de energía o transmisión de fuerza se ha denominado *shaktipat,* el toque de la Shakti.

Un *siddha* o liberado viviente (*jivanmukta*) ha escalado a la cima de la consciencia, por eso se dice de él que está en este mundo sin estar, y que es de todos pero de nadie. Estas personas completamente realizadas son muy escasas, aunque muchos embaucadores se quieran hacer pasar por ellas.

Los grandes hatha-yoguis de antaño, los que utilizaban las técnicas del hatha-yoga en toda su amplitud y profundidad, trataban de dominar la mente, potenciar y reorientar las energías burdas y sutiles, desencadenar el entendimiento correcto, utilizar el cuerpo como un mapa somático y energético en la senda de la autorrealización y aprovechar todo el método para un definitivo despertar de la consciencia. Con este objetivo en mente, ponían especial atención en una alimentación sana, en los ayunos bien medidos, la ingesta de plantas medicinales y vigorizantes, la disciplina rigurosa, la meditación, así como todos los métodos psicosomáticos que cooperasen para una evolución consciente.

Había yoguis que eran grandes exploradores de su corporeidad, del cuerpo energético y de los estados de la mente. Así como el alquimista pretendía la transmutación de los metales de baja calidad en metales preciosos, buscando la piedra filosofal y el polvo de proyección, un uso propio de los yoguis-alquimistas trataba de modificar su bioenergética y encontrar los pasadizos hacia la mente superior o supramente, mediante sus prácticas de introspección y autoinmersión, y las técnicas de *pranayama* y otras como los *mudras* y *bandhas*. Algunos de estos yoguis-alquimistas eran expertos en el uso del sulfuro y el mercurio y llegaban a conseguir una consciencia asombrosa de sus corrientes psicoenergéticas.

En épocas remotas, también existían corrientes de genuino faquirismo que nada tenían que ver con los faquires actuales que recurren a un truco, o soportan el dolor, para conseguir un puñado de rupias. En la antigüedad, los faquires formaban cofradías, aunque otros iban por libre. Como detalle en mi relato espiritual *El faquir,* se sometían a difíciles pruebas psicosomáticas para activar sus potenciales energéticos aletargados, superar el miedo y la repugnancia y servirse de la organización psicosomática como un medio para la elevación de la consciencia. Se entrenaban para poder incluso superar el miedo a la muerte y, según la tradición, algunos alcanzaban tal poder sobre sus funciones corporales que podían autoprovocarse la muerte, voluntaria y conscientemente.

Los yoguis, como los faquires, los *sadhus,* los *bauls* u otros peregrinos en busca de la última realidad, adoptaban formas de vida diferentes, desde el nomadismo a permanecer en un bosque, una ciudad sagrada o una ermita. También, como sucede hoy en día, una parte de ellos eran auténticos y otros, falsarios.

Con el transcurso del tiempo, el hatha-yoga o trabajo consciente sobre el cuerpo comenzó a adquirir relevancia y la corporeidad (tanto en su lado más burdo como en el más sutil o energético) se convirtió en una herramienta liberadora. No es posible precisar fechas, pero alrededor del siglo XII comenzaron a ver la luz los textos hatha-yóguicos más importantes que, pese a estar sembrados de exageraciones y fantasías, se convertirían en útiles manuales coadyuvantes de las enseñanzas de los maestros. El hatha-yoga se fusionó en muchos aspectos con el tantrismo, tiene un carácter tántrico en el que se enfatizan el poder de la energía y la corporeidad. Esta corporeidad se revaloriza hasta un grado casi desmesurado, aunque en otras ramas del yoga no, lo que no quiere decir que no se propicie el cuidado y la purificación corporales, pues el cuerpo es el vehículo en este planeta.

Durante siglos, el hatha-yoga o *hatha-vidya* es un trabajo propio de yoguis que se han apartado de la sociedad y se dedican a su perfeccionamiento en parajes recoletos, pasando desapercibidos para las personas comunes. Pero, a principios del siglo xx, sus técnicas, y de manera muy especial los asanas, comienzan a ser utilizadas por la gente común para el beneficio del cuerpo, quitándoles a menudo su carácter sagrado o espiritual y convirtiéndolas en simples técnicas fisiológicas sin reparar en su poder psicosomático y transformativo. A causa del auge del culturismo y de distintas modalidades gimnásticas en la India, se produce una fusión, a todas luces indeseada, entre los ejercicios gimnásticos y los asanas yóguicos. De esta manera surge una imparable mistificación, pues empiezan a ser utilizadas las posturas del yoga como una calistenia o, en el peor de los casos, como una especie de contorsionismo o burda acrobacia corporal. Entonces, a menudo se da la espalda al *pranayama* y a otras técnicas hatha-yóguicas, como los *kriyas, mudras* y *bandhas,* reduciéndose esta importante disciplina al asana (quedándose los mentores con un fragmento de ese rico sistema psicosomático) en el que se ponen el cuerpo y la energía al servicio de la autorrealización, donde su verdadero valor se acentúa cuando se acompaña de la meditación.

En la actualidad está surgiendo un incipiente movimiento inspirado por mentores que respetan el verdadero hatha-yoga y se empeñan, por fortuna, en recuperar la esencia de esta disciplina revistiéndola de sus auténticos principios. No es fácil y se convierte casi en una labor heroica, dado que hay muchos que muestran el yoga solo como una calistenia o gimnasia, ignorando la mayoría de las técnicas del hatha-yoga para centrarse obsesivamente en los asanas: cuanto más complicados y llamativos, mejor. Se ha llegado a grados de distorsión e incluso de degradación que son de lamentar, la mayoría de las veces debido a la avidez de los monopolios y empresas del yoga (que han traicionado la Disciplina y la han prostituido sin el menor reparo) puesto que no les interesa en absoluto el Dharma y su espíritu, sino lucrarse indecorosamente.

El profesor Pío Filippani Ronconi, destacado orientalista y catedrático de Tantra (véase la interesante entrevista que mantuve con él en mi obra *Conversaciones con yoguis*, Kairós), me dijo que debía ser Occidente el que finalmente restaurase en parte el genuino yoga a la India, o sea, que aquello que hemos recibido lo devolvamos purificado. Esta será una tarea de gran envergadura, mientras se siga mercantilizando el yoga por avaricia. En realidad, la gran quiebra del hatha-yoga surgió cuando los culturistas se introdujeron en esta disciplina sin la menor consideración, mezclándolo todo, ya que les daba igual hacer la postura de la cobra que ejercitarse en el levantamiento de pesas. Se introdujo la mentalidad fisioculturista en el ámbito del hatha-yoga, con lo cual cabe preguntarse si el hatha-yoga moderno que se impuso en la India (posteriormente en América y, luego, se desplegó por todo Occidente) era el verdadero hatha-yoga. Sin embargo, puedo decir que cuando comencé a viajar a la India, a partir de 1972, había institutos que impartían el hatha-yoga atendiendo a los *shatkarmas, pranayama, bandhas* y *mudras* pero, años más tarde, la obsesión por las posturas empezó a ignorar otras técnicas y la genuina esencia yóguica.

II. El enfoque correcto del hatha-yoga

En primer lugar, es necesario y relevante dejar claro que el hatha-yoga no es en absoluto competitivo. Sin embargo, a partir de 1920, los mentores indios que llegaron a Estados Unidos comenzaron a presentarlo de esa forma: organizaban ridículos y aberrantes campeonatos de asanas y exhibiciones donde lo que mostraban no era el verdadero hatha-yoga, sino un simple fragmento con asanas rayanos en un burdo contorsionismo. En cierto modo (y en justicia no se puede negar) estos mentores se convirtieron en traidores a la esencia del genuino yoga: en parte, porque tenían una mentalidad más fisicoculturista que yóguica y, en parte, porque mezclaron con los asanas toda suerte de ejercicios gimnásticos o de pura calistenia.

Hace muchos años viví en Calcuta un hecho que da idea de lo que era la deplorable fusión de elementos culturistas y hatha-yóguicos, y la inclinación incluso de maestros reputados hacia el yoga gimnástico y desprovisto de cualquier elemento psicomental o espiritual. Cuando llegué a Calcuta con mi familia, en el que era mi segundo recorrido por la India, me dediqué implacablemente, como ya lo había hecho en mi primer viaje en compañía de Almudena, a entrevistar a mentores de yoga. Me habían dicho que había un gran preceptor de hatha-yoga en un distrito de la ciudad, así que fui a su casa en compañía de mi hermano Miguel Ángel, que siempre fue un gran deportista y experto en culturismo. Nos recibió con desprecio, jactándose de sus conocimientos; era un hombre muy fornido y ganador de concursos, narcisista y ajeno por completo a toda intención espiritual. Se hacía pasar por un gran hatha-yogui, porque dominaba algunas posturas acrobáticas, pero no tenía ni la menor idea de *pranayama* ni de otras técnicas de yoga. Nos trató como a bárbaros e ignorantes occidentales, recreándose en su patológico narcisismo, hasta que mi hermano Miguel Ángel, siempre sincero, no pudo menos que afearle su actitud antiyóguica y tuvimos que abandonar esa casa en la que no cabía su ego. Este tipo de culturistas se integraron en el ámbito del yoga para conseguir algún dinero, mezclando calistenia y asanas a su antojo, incluso introdujeron el tan glorificado saludo al sol, que no aparece en ningún texto clásico de hatha-yoga. Cuando algunos de esos culturistas y pseudoyoguis llegaron a Estados Unidos, mercantilizaron una forma de yoga que he venido en denominar yoguismo, porque se debe separar del auténtico hatha-yoga, un completo sistema de ejercicios psicosomáticos que rebasa con mucho los solos asanas, y que pretende no solo fortalecer o flexibilizar la musculatura sino operar sobre todos los planos y funciones que configuran a un ser humano.

Como si en sí mismo el yoga no fuera suficiente (con 7.000 años de antigüedad y tras haber demostrado la fiabilidad de sus técnicas más que sobradamente) hubo mentores que, allá por la década de los años 50, se obsesionaron por validar científicamente el yoga, pensando quizás que así sus pedagogías obtendrían una mayor repercusión y más relevancia su papel de maestros. Este fue el caso de Sri Yogendra al que entrevisté, igual que a su hijo, en su instituto de Bombay en compañía de Almudena Haurie. En esa época, 1972, ya había cambiado de registro e insistía en la necesidad de no perder el sentido espiritual del yoga, incluso criticaba que quisiera someterse todo a la experimentación científica, que es relevante pero insuficiente a todas luces. Yo mismo me sometí a las primeras pruebas médico-yóguicas llevadas a cabo en España. También, en varios de mis recorridos por la India, visité el instituto médico-yóguico de Kaivalhyadhama y entrevisté largamente a algunos de sus especialistas, tanto médicos como biólogos; sus entrevistas aparecieron, en parte, en mi obra *Conversaciones con yoguis*. Fueron especialmente interesantes las que realicé al doctor Bhole y al biólogo Karambelkar.

El hatha-yoga no busca exclusivamente beneficios fisiológicos, sino también mentales y energéticos. Se insiste en la necesidad de purificar los canales energéticos a través de las técnicas de control respiratorio, la alimentación sana, la utilización de *kriyas* o técnicas de higiene, la meditación y la visualización. El *pranayama* mismo se torna mucho más efectivo cuando esos canales están purificados y, por lo tanto, libres de impurezas. Por supuesto, no hay que pasar por alto, y ya podemos avanzarlo, que los *asanas* y el *pranayama* se ponen al servicio del *pratyahara,* es decir, de la inhibición de ideaciones incontroladas, para favorecer el recogimiento. De ese modo, también se domina la descontrolada acción o dinámica de los *indriyas* u órganos sensoriales, que nos aparta de nuestro centro de gravedad interior.

Si se entiende adecuadamente, es un verdadero *sadhana* o práctica espiritual que, en cualquier caso, debe ser complementada con la meditación y con las enseñanzas del *karma-yoga* y del *gana-yoga.* La gran paradoja de lo que ha sucedido con la distorsión del hatha-yoga en Occidente es que un sistema de enseñanzas y métodos que proponía el desapego del cuerpo se convirtiera en un compulsivo apego al cuerpo, así como en un exacerbado culto al ego. Es interesante considerar con detenimiento este fenómeno, porque es habitual que suceda esta tergiversación con las enseñanzas tradicionales, tanto en Occidente como en Oriente. No solo no se han salvado las diferentes ramas del yoga, tampoco el Vedanta y el Zen, por citar otras dos técnicas de autorrealización.

En Occidente, hemos ignorado la importante vía de transformación que se puede seguir mediante el trabajo consciente sobre el cuerpo. La he denominado «tercera vía» porque una de las vías es la utilización del cuerpo como herramienta de hedonismo y la otra es la opuesta, como padecimiento o fuente de dolor. En cuanto a esta tercera, es la de la instrumentalización del cuerpo en la senda de la autorrealización, en la que la corporeidad se convierte en objeto meditativo.

El verdadero hatha-yogui convierte en un *sadhana* de altura el trabajo consciente sobre la corporeidad, como medio de reintegración de todas las energías, incluso de las que están aletargadas y hay que actualizar. Se trata de «cavar» en el cuerpo, vivirlo y profundizarlo hasta lo más hondo, iluminándolo mediante la consciencia bien dirigida y penetrativa. En palabras de Ramakrishna, sacar todas sus perlas y sus poderes auxiliadores y transformativos. La fuerza vital, actualizada, se puede poner al servicio de la difícil tarea de la transformación interior, en la que incluso será necesario hacer uso del denominado «segundo aliento». Hay determinadas prácticas y visualizaciones que ayudan a divinizar el cuerpo, en el sentido de considerarlo un medio de trascendencia. No se trata solo del cuerpo visible, sino también del energético. Todos poseemos una reserva de energías desaprovechadas o aletargadas que, en un momento dado o en uno de gran dificultad, se pueden poner en marcha para auxiliarnos. Ese «segundo aliento» surge de modo espontáneo o instintivo en situaciones extremas, pero el hatha-yogui aprende a manejar esas energías deliberadamente, como una fuerza que se puede reactivar y reorientar, del mismo modo que el hatha-yoga, así como otras modalidades yóguicas, nos enseñan a reunificar las energías dispersas.

Debemos comprender que incluso el *kaya sadhana* o arte del rejuvenecimiento tiene como verdadero objetivo tratar de superar las potencias ordinarias y contar con refuerzos en la senda de la autorrealización. No se trata de obtener la longevidad por la longevidad misma, sino para poder contar con un periodo más extenso para la aproximación a la liberación o *moksha*. Por lo tanto, no es para fijarse el objetivo del rejuvenecimiento que han vendido en exceso desaprensivos gurús occidentales y que implica un apego a la corporeidad que no es precisamente una actitud muy yóguica. El hecho de que se propiciara la difusión del hatha-yoga en Occidente, mostrándolo como una panacea y un elixir para no envejecer, produce cierta pena más que perplejidad. Fue el cebo que atrapó a muchas mentes occidentales que deseaban ser centenarias no para tener más oportunidades de autorrealizarse sino para ejercer un desenfrenado hedonismo. Muchos de los mentores hindúes, ladinos y conocedores de nuestras flaquezas, y más aún de las de los americanos, supieron explotar con el hatha-yoga el anhelo de un cuerpo longevo y joven en la longevidad. Proponían con el *bhakti-yoga*, edulcorándolo y salseándolo, llenar el vacío religioso de aquellos que se habían sentido defraudados con su religión, prometiendo proezas místicas irrealizables e hipnotizándolos con raptos pseudomísticos. Así pues, algunos se dedicaban a la acrobacia y el contorsionismo, dicho con todo respeto, pero también con realismo. Otros rendían obediencia ciega y abyecta a unos supuestos gurús realizados, que los conducían a experiencias de pseudoéxtasis en sus vidas vacías para sustraerse unos minutos de la insoportable monotonía de contar con todos los placeres y caprichos que les proporcionaban sus muchos medios económicos.

Cuando los yoguis de hace siglos se percataron de la necesidad de utilizar todos los recursos a su alcance para acelerar la evolución consciente, revalorizaron la corporeidad, contando con ella como un elemento más para el *sadhana*. Los auténticos hatha-yoguis buscaban una honda transformación corporal mediante técnicas psicofísicas que pretenden modificar la bioenergética y la bioquímica del cuerpo, con la finalidad de poner todo al servicio de la búsqueda interior y la transubstancialización corporal.

Con el fin de emerger de la densa bruma de *maya* (lo ilusorio), el yogui se sirve de todos los medios que tiene a su alcance. Sin embargo, también se corre el riego de servirse mal de los elementos corporales y energéticos y, en lugar de emerger de *maya*, adentrarse más (como el que en la noche oscura elige el destino que no debería haber tomado y, en lugar de ir hacia la claridad, va hacia la oscuridad). Este riesgo existe, sobre todo si uno termina por obsesionarse con su cuerpo y lo convierte en un fin, en lugar de en un medio o incluso en un ícono o fetiche.

Uno está perdido si toma el cuerpo egocéntricamente, pero el hatha-yoga es de indudable ayuda si lo considera una herramienta no para afirmar el ego ni alentar su culto, sino como un medio hábil para coadyuvar en la transformación interior, y puede convertirse en parte en una meditación a través del cuerpo.

Hay modalidades de yogas gimnásticos que se han empeñado en apoyarse en supuestos textos que se perdieron y de los que nadie puede dar razón de su tradición. Sin embargo, solo el hatha-yoga cuenta en realidad con verdaderos textos centenarios que lo avalan, tales como el *Hatha-Yoga Pradipika*, la *Shiva Samhita* y la *Gheranda Samhita*, entre otros, que comencé a estudiar cuando tenía quince años. Nadie puede decir con certeza cómo, por qué y cuándo surge el hatha-yoga, que es una modalidad de yoga tardía y tántrica, en la que se valoran sobremanera las energías y a la que se le ha hecho un flaco favor presentándola como una panacea casi infalible para evitar la enfermedad y conseguir la longevidad.

Los textos clásicos de hatha-yoga están saturados de exageraciones, metáforas, recurrencia a lo casi mágico y un desatado gusto por el portento y lo sobrenatural. También, en ese fenomenal manual de *radja-yoga* que son los aforismos de Patañjali hay una parte dedicada a los *siddhis* o poderes psíquicos, como si los que escribieron esos textos quisieran engañar así a los practicantes y avivar el interés o la motivación de los neófitos. Sin embargo, al final todo deriva en conjeturas cuando se habla de todos los portentos que puede conquistar el yogui, ya que lo cierto es que las verificadas y fiables técnicas del hatha-yoga no necesitan ser apoyadas por una parafernalia ocultista. Se supone que estos textos eran manuales que requerían las explicaciones y la supervisión de un maestro para la óptima utilización de las técnicas. No obstante, si uno lee estos textos ignorando sus exageraciones y lo que hay de mito y de canto al portento, puede encontrar indicaciones muy válidas, que luego uno debe experimentar por sí mismo.

Estos textos han sido objeto de mis lecturas a lo largo de muchos años y, de vez en cuando, todavía recurro a ellos. Pero el yoga (como tantas veces he enfatizado en mis obras) no se mueve por creencias sino por experiencias. No es la teoría lo que cuenta (aunque sea complementaria) sino la práctica.

III. La sabiduría de la corporeidad

Hatha-yoga puede traducirse como el yoga del sol y la luna, o sea, de las energías masculinas y femeninas, centrífugas y centrípetas, positivas y negativas. Se trata de conseguir la precisión y el equilibrio de las energías y la armonización de lo que podríamos denominar el mapa genético de la organización psicosomática. El cuerpo se considera como una réplica del universo, un microcosmos en el que uno se encuentra inmerso y al que debe aplicarse para lograr elevar la consciencia. Se efectúa una exploración minuciosa a través de los cuerpos físico y sutil. El hatha-yogui aprende a escuchar la sabiduría de la corporeidad y a utilizarla salvíficamente, por eso es una ciencia. Se trata de despertar el cuerpo y servirse de sus recursos y energías. Quien practica hatha-yoga con verdadera motivación puede entenderlo y convertirlo no en conocimiento, sino en sabiduría.

El hatha-yogui aprende a conocer y a regular, hasta donde le sea posible, los tres cerebros del ser humano: el de reptil, el de mamífero y el de mamífero moderno. Se va superando la barrera entre el cuerpo y la mente, que se unen (yoga) entonces de manera armónica y provechosa en la búsqueda interior. Algunas técnicas exigen fuerza, de ahí que esta modalidad de yoga haya sido calificada como el yoga del vigor o de la violencia, pues es, sin la menor duda, un fabuloso sistema de control psicosomático, ya que algunas de esas técnicas desarrollan un notable dominio emocional. El trabajo consciente sobre el cuerpo exige mucha atención y aprender a interiorizarlo, profundizando y sintiéndolo. Por ejemplo, en la práctica de los asanas podría haber dos enfoques: uno consistiría en ejecutar el asana con la adecuada lentitud, mantenerlo un minuto o dos y deshacerlo; el otro enfoque es el de «cavar» en el cuerpo, conectar de forma minuciosa y a fondo con este y, ralentizando la ejecución de la postura, mantenerla varios minutos, agudizando la introspección y conectando con los lados más profundos e insospechados para superar la aparente barrera entre el cuerpo y la mente. De este modo, el hatha-yogui descubre determinados principios vitales y se familiariza con los diferentes planos de su persona, desde el cuerpo burdo al sutil y desde el cuerpo psicomental al espiritual.

Este conocimiento tan riguroso e íntimo del cuerpo fue orientando al yogui acerca de qué alimentos deben prescribirse y de cuáles se tiene que prescindir. Pero que nadie piense, como se ha hecho creer en la actualidad a mucha gente, que el yoga nace como una función terapéutica del cuerpo, ya que su terapia es de un orden infinitamente más elevado y se dirige hacia la mente y el espíritu. De una manera remota, el hatha-yoga es terapéutico, pues es una ciencia de la salud integral, lo que es muy diferente. Por lo tanto, los lazos que se han querido trazar entre

el hatha-yoga y el ayurveda son mucho más frágiles y desdibu-
jados de lo que se ha sugerido. Aunque el yogui conocía por su
propia experiencia sus elementos toscos y sutiles, así como el
funcionamiento de sus glándulas o de sus órganos, no era para
ganar salud, sino para poner toda su unidad psicosomática al
servicio del autodesarrollo, en el que como consecuencia podía
fortalecerse la salud. En algunos puntos, hatha-yoga y ayurveda
se tocan o aproximan; sin embargo, por decirlo de una manera
que nos permita entendernos y deshacer entuertos, el ayurveda
es una antigua medicina india y el yoga es un método de autorrealización. Muchos yoguis, muchísimos de los clásicos, han
atendido su salud recurriendo, llegado el momento, a médicos de
una u otra especialidad, como es el caso de Ramana Maharshi.

El hatha-yogui es consciente de que es un microuniverso
y, por su propia práctica, llega a conocer lo que podríamos
denominar su mapa energético, tema sobre el que los fanta-
siosos, ignorantes o embaucadores han hablado sin parar y sin
un conocimiento real. He publicado un libro completo sobre
kundalini-yoga y, aunque hay en el hatha-yoga tanto *tantra-
yoga* como *kundalini-yoga*, prefiero abordar el tema sin recurrir
a teorías que puedan confundir, en lugar de aclarar y orientar,
al lector. Sin la menor duda, el hatha-yoga es un yoga tardío y
tantrarizado, en el que se hacen constantes referencias al poder
de *kundalini* y a la necesidad de que este potencial anímico y
cósmico despierte y favorezca la evolución del practicante. De
este modo, todas las técnicas del hatha-yoga buscan también
actualizar potenciales secretos o «segundos alientos» que ayu-

den en el proceso de autorrealización. Si un tema ha sido mal
entendido o perversamente utilizado, ha sido el de la energía
kundalini, en el que unos no han sabido interpretar las metáforas, los mitos, analogías o símiles y otros, intencionada y
perversamente, la han falseado. Hay que aprender a explorar
en ese campo difuso que es el de la *kundalini* y sobre el que
Jung escribió un libro interesante, además de que hay otras
obras de gran peso y difícil lectura como las de Arthur Avalon.
En *Conversaciones con yoguis*, incluyo mi entrevista a Baba
Muktananda, que estaba considerado un *kudalini*-yogui y, aunque en muchas de sus afirmaciones no coincido con él, puede
ser material de comparación.

Los textos clásicos de hatha-yoga se supone que fueron redac-
tados como manuales para mostrar por un mentor, así que tampoco debemos dejarnos confundir por ellos. De un modo directo e
intencionadamente simple, puede concebirse *kundalini* como esa
simiente de iluminación que hay en todo ser, que si se cultiva se
despliega, y en caso contrario se seca y desvanece. De acuerdo
con el Zen, hay que evitar confundir la luna con el dedo que la
señala, y tampoco perderse (como han hecho diferentes autores)
en si es de carácter material o inmaterial, ya que a *Kundalini*
le importa bien poco lo que digamos, porque ella es lo que es.

En la larga marcha hacia la autorrealización, las técnicas del
hatha-yoga, si son adecuadamente tomadas, tienen una función
liberadora; por eso es necesario entender el verdadero sentido
del asana, el *pranayama* y los *mudras* y *bandhas,* evitando que
las técnicas más divertidas, como los asanas, puedan sufrir una

grave desviación y convertirse en una gimnasia con un tinte exótico. En mis desplazamientos por la India he conocido un buen número de contorsionistas, pero la mayoría no sabían lo que era el yoga, aunque darían «sopas con hondas» a cualquier mentor de asanas o practicante avanzado. A cambio de un puñado de rupias, efectuaban los asanas como un espectáculo circense, exhibiendo una apabullante flexibilidad del cuerpo.

Si consideramos la enorme y comprensible importancia que el yoga le confiere a la quietud, no es de extrañar que incluso las técnicas del hatha-yoga se hayan concebido y ensayado para procurarla también, y no solo para alcanzar un esbelto cuerpo cuya mente es una fuente de ansiedad. Los hatha-yoguis serios que he conocido en la India no quemaban inútilmente sus energías solo para tener un cuerpo más apuesto o lograr la longevidad, sino para instalar quietud en lo más profundo de sí, porque de la quietud surge la lucidez y de la lucidez la sabiduría. Con mucha razón, un mentor me dijo, con no poca ironía, que si uno tiene la mente hecha un desastre y logra la longevidad del cuerpo, serán muchos los años que vivirá con la mente inquieta. No parece muy buen negocio, desde luego, porque a más años de vida, más años de ansiedad, angustia o abatimiento. Lo esencial es encontrar el propio centro, y para ir degustándolo puede ser de gran ayuda un intencionado estatismo, que permita una eficiente introspección. De esa forma, se pueden alcanzar estados superiores de consciencia que otorgarán importantes «golpes de luz» en la senda del autoconocimiento y el autodesarrollo.

Aunque el hatha-yoga sea la única forma de yoga fisiológico, o que implica directamente a la fisiología, no quiere
decir que no aspire también a aproximar al practicante al *samadhi* o estado unitivo de consciencia. Por lo tanto, pone las
herramientas para conseguir el estado *unmani* o *manonmani,*
en el que se produce una gran abstracción mental y un tipo de
conocimiento o percepción supramentales, que unos pueden
denominar como vacío y otros como inteligencia cósmica, pero
en el sentido de que la mente consigue una especial forma de
percepción-cognición. Con todo esto, quiero decir que el hatha-
yoga auténtico no se desliga de su inspiración en los *yamas* y
niyamas (virtud, ética) ni de sus aspiraciones por obtener una
consciencia más elevada, del mismo modo que es, ya lo hemos
dicho, una escalera para llegar al yoga mental.

Si no queremos caer en reduccionismos que confunden y
lesionan la esencia del hatha-yoga, debemos considerar que es
un cuerpo muy compacto y elaborado de técnicas que, sean o
no practicadas, incluyen:

- *Shatkarmas*
- *Asanas*
- *Pranayama*
- *Mudras*
- *Bandhas*

Será mejor si todo ello viene apoyado por las técnicas de concentración y meditación, e inspirado por el *yama* y el *niyama*.

IV. *Shatkarmas*

Los *shatkarmas* son técnicas muy elaboradas y precisas de higiene corporal. Aunque podamos pensar que se han quedado anticuadas, o que incluso ya no son eficientes, esto se debe a que no consideramos que el hecho de realizar estas técnicas es también un *sadhana*, que exige minuciosidad y concentración. No solo tienen por objeto limpiar con sorprendente minuciosidad el cuerpo, sino también los conductos energéticos. Se libera el cuerpo de impurezas muy diversas, permitiendo un mejor y más armónico flujo de las energías y regulando los elementos corporales. Algunas de estas técnicas deben ser aprendidas directamente de un instructor experto, pero otras son sencillas y puede uno ejecutarlas sin necesidad de ninguna guía. Las abordamos a continuación.

Antar-dhauti (higiene interna)

Vatasara-dhauti: se contraen los labios en forma de pico y se inspira con lentitud conduciendo el aire hacia el estómago. Se remueve durante unas cuantas veces el aire en el estómago y se expulsa por el ano. Tal es la higiene o purificación mediante el aire, que fortalece y aumenta la capacidad de resistencia del organismo, purifica las vías respiratorias y combate determinados trastornos.

Varisara-dhauti: es la purificación por el agua. El practicante debe tomar agua y mantenerla unos segundos en la garganta para, seguidamente y con lentitud, conducirla al estómago, en donde debe ser movida. Por último, el agua se expulsa a través del ano. Se consigue así un organismo fuerte y saludable, lleno de juventud.

Agnisara: es la higiene o purificación por el fuego. Consiste en contraer vigorosamente una y otra vez las paredes abdominales, llevando el ombligo tanto como sea posible hacia la columna vertebral. Con la práctica puede efectuarse cien veces. Resulta apropiado para fortalecer los músculos abdominales, prevenir contra determinados trastornos del estómago, purificar los intestinos, facilitar la evacuación y combatir la adiposidad y el estreñimiento.

Bahiskrata-dhauti: contrayendo los labios en forma de pico, se inspira lentamente y se lleva el aire hasta el estómago. Se mantiene allí el aire durante una hora u hora y media y, seguidamente, se conduce hasta los intestinos. Entonces, el practicante deberá sumergir la mitad de su cuerpo en el agua, expulsar fuera los intestinos y lavarlos muy cuidadosamente con sus propias manos. Después de esta limpieza, los empujará hacia dentro y los depositará en su lugar. Lógicamente, este es el *dhauti* más difícil y requiere muchos años de adiestramiento.

Danda-dhauti
(higiene de la boca y de los senos frontales)

Danta-muladhauti: se debe realizar diariamente, por la mañana, con la finalidad de higienizar perfectamente los dientes. El practicante debe frotar vigorosamente sus dientes con tierra, hasta dejarlos libres de toda suciedad.

Jihva-shodana: es la higienización de la lengua, de la que el practicante debe eliminar toda impureza. Con los dedos, debe frotarse la raíz de la lengua, para quitar toda impureza. Después, la lengua se lavará con leche y manteca.

Karna-dhauti: es la limpieza de los oídos. Sirviéndose del índice o del anular, el aspirante debe eliminar toda impureza.

Kapala-randra-dhauti: este *dhauti* debe ser practicado varias veces al día, preferiblemente al salir del sueño, después de cada comida y, por último, antes de dormirse. Se considera un *dhauti* valioso para purificar los senos frontales y para estimular la facultad clarividente. Sirviéndose del dedo pulgar, el *sadhaka* (practicante) debe ejercer masaje sobre la depresión de la frente, casi en la raíz de la nariz.

Hrd-dhauti
(higiene de la garganta, la laringe
y el estómago)

Danda-dhauti: consiste en insertar por los orificios nasales una ramita, junco o tallo y, seguidamente, extraerlo, para purificar las fosas nasales. Hay que efectuar el ejercicio con mucho cuidado para evitar cualquier lesión.

Vamana-dhauti: el practicante debe tomar varios vasos de agua y mantenerla un corto espacio de tiempo en el estómago. Después, mediante el *uddiyana-bandha*, o ayudándose de un eficaz masaje con las yemas de los dedos en la raíz de la lengua, debe vomitar toda el agua ingerida. Mediante esta práctica se eliminan las impurezas del estómago.

Vaso-dhauti: para llevar a cabo este *dhauti*, el practicante debe recurrir a una venda de unos tres metros de largo y dos o tres centímetros de ancho, que deberá humedecer en agua templada, para después, cogiéndola por uno de sus extremos, llevarla con los dedos hasta la garganta. A continuación, el practicante, ayudándose de la lengua, debe deglutir la venda, conduciendo una considerable cantidad hasta el estómago. La venda deberá ser conservada en el estómago durante cinco o diez minutos y, seguidamente, extraída con cuidado.

El *vaso-dhauti* tiene como finalidad purificar el estómago. Es una práctica difícil de realizar, pues lleva varios días o semanas poder ingerir la cantidad de venda necesaria. Durante el ejercicio hay que conservar la tranquilidad.

Mula-shodana: es la limpieza del recto. Por medio de esta práctica se facilita la circulación de *apana* y se combaten las hemorroides y el estreñimiento. El practicante, sirviéndose de un tallo o de uno de sus propios dedos, debe limpiar atentamente su recto.

Basti
(higiene de los intestinos)

Sthala-basti: el practicante deberá sentarse en el suelo con las piernas juntas y estiradas. Seguidamente debe inclinar el tronco hacia delante hasta que la cabeza descanse sobre las rodillas. Las manos se sitúan en los tobillos o las plantas de los pies. Tal es el *paschimottanasana*. Seguidamente se efectúa, durante varias veces, el *aswini-mudra*. Esta práctica es un *basti* seco (sin agua) y previene contra la aerofagia, las hemorroides y el estreñimiento.

Jala-basti: es un *basti* húmedo (con agua) que requiere un largo entrenamiento. El *sadhaka* (practicante) deberá proveerse de un fino tubo de goma de corta longitud. El tubo debe ser perfectamente lubricado, ya que el practicante, colocado en cuclillas, deberá insertárselo en el ano. El extremo opuesto del tubo se introduce en un cubo de agua templada. Se efectúa el *uddiyana-bandha* y se absorbe el agua hasta los intestinos. Después de retener el líquido unos minutos en los intestinos, se expulsa.

Con el adiestramiento necesario, el practicante puede efectuar la absorción del agua sin ayuda del tubo. Para ello debe estar muy especializado en el *nauli*, el *aswini-mudra* y el *mulaban-dha*. Introduciendo la parte inferior de su cuerpo en el agua y realizando la postura de la silla o *utkatasana*, mediante el *nauli* y el *aswini-mudra* formará el vacío adecuado para que el agua pase con facilidad hasta el colon.

El *basti* húmedo se lleva a cabo una vez por semana, con el estómago completamente vacío. Purifica todo el organismo y previene contra el estreñimiento, la indigestión, las hemo-rroides y los trastornos de la vejiga. Cuando por fin conseguí realizar el *basti* experimenté una peculiar sensación de limpieza en los intestinos y en el recto.

Neti
(higiene de las fosas nasales)

El practicante debe servirse para la realización del *neti* de un hilo, de unos treinta centímetros de largo, que sea muy resisten-te. El hilo debe ser previamente hervido. Después, el practican-te lo introduce por uno de los orificios nasales, inspirando con fuerza. El hilo será así conducido hasta la garganta y podrá ser extraído por la boca. Una práctica mucho más sencilla que el *neti* y de similares efectos es el *matangini-mudra*. Mediante el *neti* se eliminan las impurezas de las fosas nasales y se estimula la facultad clarividente.

Nauli
(purificación abdominal)

Este es un ejercicio de higiene abdominal de una gran eficacia, cuya ejecución requiere varios meses de continuada práctica. Al principio, el practicante piensa que nunca sabrá cómo efectuarlo, al menos esa fue la desalentadora impresión que yo tuve. Aunque había dominado perfectamente el *uddiyana-bandha*, no encontraba la forma de aislar los rectos abdominales. Pero, poco a poco, si el practicante no se desanima y es tenaz, el *nauli* se va consiguiendo. En realidad, solo se comprende este *shatkarma* cuando se practica. Nunca debe intentarse sin poseer un dominio absoluto sobre el *uddiyana-bandha*. El *nauli* es una técnica avanzada y, como ejercicio abdominal, es, sin duda alguna, el más efectivo.

La postura corporal que se deberá adoptar para el nauli es la misma que para el *uddiyana-bandha*, con la diferencia de que las manos deben colocarse preferiblemente en la raíz de los muslos y con los dedos hacia dentro, de la misma forma que en la segunda fase del *uddiyana-bandha*. Después de una profunda espiración por la boca, el practicante, presionando firmemente las manos contra los muslos, deberá proceder a la realización del *uddiyana-bandha*, plegando tanto como pueda las paredes

abdominales. Seguidamente, debe controlar sus rectos abdominales, aislarlos e impulsarlos hacia delante. Si el ejercicio
se efectúa de manera correcta, los rectos abdominales son muy
visibles desde el pubis hasta el diafragma y forman como una
especie de columna o barra a todo lo largo del estómago y del
abdomen del practicante.

La postura del cuerpo debe ser muy estable y sólida, pues
hay que tener en cuenta que, además de los músculos abdominales, juegan un destacado papel los músculos del pecho y de
la espalda.

Cuando el practicante experimenta la necesidad de respirar, entonces suspende el *nauli*. Debe considerarse que esta
técnica siempre debe ser llevada a cabo con los pulmones sin
nada de aire.

El aislamiento central de los músculos rectos se denomina
madhyama nauli. Si el practicante se inclina ligeramente hacia la derecha y aumenta la presión de la mano sobre el muslo
de ese lado, al tiempo que se afloja la de la izquierda, solo se
obtiene la contracción sobre la parte derecha del abdomen y
la relajación de la parte izquierda (*vamana nauli*). Realizando
este proceso en forma contraria, es decir, inclinándose hacia
la izquierda, se consigue la contracción de la parte izquierda
del abdomen y la relajación de la derecha (*dakshina nauli*). La
contracción y relajación alternada de ambas partes del abdomen
se denomina *nauli-kriya*; es un *nauli* dinámico. El *nauli-kriya*
origina unas curiosas y sorprendentes ondulaciones en el abdomen del practicante.

La práctica, desde luego, es imprescindible. El tiempo que se puede demorar hasta la consecución del *nauli* depende una vez más del practicante, que debe perfeccionarse en el *uddiyana-bandha* y, después, comenzar a adiestrarse paciente y perseverantemente en el *nauli*. Suele fijarse en seis meses el tiempo que el practicante medio invertirá en lograrlo. No obstante, lo mejor es despreocuparse por completo del elemento tiempo. La práctica conducirá al dominio del *uddiyana-bandha* y le acercará al *nauli*. Al comienzo se conseguirá un *nauli* muy débil, apenas visible, pero el asiduo entrenamiento culminará en la perfección y el practicante logrará un dominio completo sobre todos sus músculos abdominales.

Entre otros efectos, produce los siguientes: facilita el absoluto control sobre todos los músculos abdominales; ejerce un beneficioso y profundo masaje sobre todos los órganos abdominales, a los que fortalece, así como los pectorales y los dorsales; tonifica la columna vertebral; previene contra los trastornos digestivos y determinados trastornos del hígado, del páncreas, del bazo y de los riñones, y facilita el estado de *brahmacharya* (castidad).

El *nauli* siempre debe practicarse con el estómago completamente vacío. Antes de practicar el *nauli* dinámico, deben practicarse con plena corrección las diversas formas de *nauli* estático. Deberán abstenerse de esta técnica las personas con hernias, apendicitis, tensión elevada o trastornos cardíacos. Asimismo, deben evitar su práctica las personas de edad avanzada y las mujeres durante la menstruación.

Trataka
(purificación ocular)

El *trataka* es una técnica para el fortalecimiento e higiene de los ojos y, además, una importante técnica de fijación y concentración mentales. El practicante debe fijar su vista en cualquier objeto, evitando parpadear durante algunos minutos. Lógicamente, los ojos se cubrirán de lágrimas, que es muy probable que se deslicen por las mejillas. Pasados tres o cuatro minutos, se cierran los párpados y se giran varias veces los ojos hacia uno y otro lado.

Finalmente, se lavan los ojos con agua fresca, tal es su aplicación fisiológica. Purifica los ojos y previene contra diversos trastornos. El practicante comenzará por realizar el *trataka* durante un minuto e irá aumentando el tiempo gradualmente hasta un máximo de cuatro o cinco minutos. No debe permitir que se acumule excesiva tensión en los párpados y, si esto ocurriera, se puede parpadear.

El *trataka* también puede ser usado de forma muy eficaz como un ejercicio de fijación mental y concentración. El practicante debe fijar su mirada en un objeto, un punto, una luz tenue, etcétera. Después de permanecer durante unos minutos mirando muy atentamente el objeto elegido, cerrará los párpados y tratará de reproducirlo con fidelidad en su mente. La fijación de la mirada conduce a la fijación mental. Por supuesto, no alcanza con mirar el objeto seleccionado, pues hay que mantener la atención fija y alerta, tratando de retrotraerla tantas veces como sea necesario.

Kapalabhati
(purificación respiratoria)

Kapalabhati puede traducirse como «lo que origina el brillo de la cabeza» y debe practicarse preferiblemente en una postura que permita una buena estabilidad. Es un ejercicio especial para purificar las fosas nasales y despejar los *nadis* de toda impureza.

Una vez sentado en un asana estable y con la columna vertebral totalmente erguida, el practicante, después de inspirar profundamente, espirará vigorosa y rápidamente, expulsando el aire como en una ráfaga. La espiración debe ir acompañada de una poderosa contracción de los músculos abdominales, lo que comprime con fuerza las vísceras de esta región y eleva el diafragma. Esta espiración tan activa provoca la posterior inspiración de una forma casi automática. Las repetidas inspiraciones y espiraciones provocarán la dilatación y contracción alternativa de las paredes abdominales. Las espiraciones deben caracterizarse por su vigor; las inspiraciones sobrevienen solas. El *kumbhaka* no existe en este ejercicio respiratorio, pues el tiempo realmente importante es el *rechaka* o expulsión. Las diversas repeticiones componen una vuelta y es necesario descansar lo necesario entre una y otra vuelta. La inspiración es considerablemente más larga que la espiración (tres o cuatro veces superior), si bien las respiraciones no son profundas.

Al principio, el *kapalabhati*, al igual que el *bhastrika*, resulta muy difícil de ejecutar. La práctica familiarizará al practicante con esta técnica y, entonces, gradualmente, podrá ir

aumentando el número de espiraciones por vuelta. El princi-
piante puede comenzar por dos vueltas de ocho a diez espiraciones cada una. Poco a poco, irá aumentando el número hasta
un máximo de ciento veinte y a tres o cuatro, el de vueltas. La
mente debe estar concentrada en el abdomen y en el proceso
de la respiración. El ejercicio debe ser suspendido al primer
síntoma de cansancio o malestar.

Los efectos que produce el *kapalabhati* son los siguientes:
favorece el aparato respiratorio en general, oxigenando muy efi-
cazmente los pulmones; purifica la sangre y mejora el sistema
circulatorio; equilibra el metabolismo; ayuda a combatir el frío
y aumenta la capacidad de resistencia del organismo; tonifica las
vísceras abdominales; purifica los *nadis*; previene contra las afec-
ciones pulmonares y el asma, y favorece la concentración mental.

El *kapalabhati* es un ejercicio que solo debe ser efectuado
por personas completamente sanas pues, en caso contrario, re-
sultará perjudicial en lugar de beneficioso. Las personas débiles
o de edad avanzada tampoco deben practicarlo.

Cuando se ha adquirido la práctica necesaria, permite despertar niveles superiores de conciencia e introvertir la mente,
pues al activar determinados chakras, colabora en el progreso espiritual, psicológico y mental del practicante. También,
al purificar los *nadis*, se aumenta la eficacia de los diferentes
ejercicios de *pranayama*.

Sin duda, hay *shatkarmas* que pueden suplirse por procedi-
mientos más modernos y funcionales. Ningún practicante debe
aventurarse en las técnicas difíciles sin un instructor que le guíe.

V. Asanas

La práctica del asana es sumamente antigua, aunque el término aparece por primera vez en la *Shvetashvatara Upanishad*.

Asana quiere decir postura o esquema corporal. Es una posición física estable, que permite la inmovilidad y ha sido utilizada desde hace milenios para la meditación y el desarrollo de la introspección y de las técnicas de unificación de la consciencia. En los sellos de cerámica hallados en las excavaciones de Mohenjo-Daro ya aparece la divinidad sentada en meditación, es decir, adoptando un asana para tal fin. Estas posiciones corporales para la concentración y la meditación (*dharana* y *dyana*) son relativamente pocas y la mayoría requieren sentarse en el suelo, sea o no sobre una piel o cojín, y exigen flexibilidad en las articulaciones de las piernas. No deben confundirse con las posturas denominadas culturales, que son utilizadas en gran número y por el hatha-yoga. Aunque en un texto titulado *Triksikkibrahmana* hay muchas referencias a los asanas, son los tres textos clásicos del hatha-yoga los que los abordan en mayor número y detalle. La *Ghersanda Samhita* nos dice que hay muchos millares de asanas, pero podemos ya anticipar que en realidad casi una veintena son los básicos y realmente fundamentales. Tanto el asana meditacional como el cultural, exigen un tipo de control que comienza por la inmovilidad física y sigue por la mental.

Todo asana bien ejecutado se dirige al control psicosomático y pone el cuerpo al servicio de la unificación de la consciencia. El asana debe ejecutarse y deshacerse con consciencia plena y lentitud, y siempre debe incorporar una fase estática, que es la idónea para la introspección.

El asana ejerce presiones definidas sobre distintos puntos vitales del cuerpo y activa determinadas corrientes energéticas. Conseguir firmeza en la postura es importante, pues así se ayuda a reorganizar la unidad psicosomática. Aunque el hatha-yoga es el yoga del vigor y la fuerza, lo que pretende es el aquietamiento. Es la única modalidad yóguica que se sirve de la fisiología, pero sobre la base de lograr estados de consciencia que impliquen un conocimiento transformativo. La postura por sí misma es de corto alcance pero, si se realiza cumpliendo todos los requisitos, se convierte en transformativa.

Como en otras modalidades yóguicas, el practicante debe proveerse de algunos aliados, como: la alimentación pura, el control de la palabra, la contención del pensamiento, la asociación con personas adecuadas, la perseverancia, la purificación del discernimiento, la confianza en el propio potencial, el amor a la soledad y la motivación inquebrantable.

La práctica del asana, acompañada de las otras técnicas del hatha-yoga, busca lograr un equilibrio psicosomático que favorezca la evolución interior o, por lo menos, ayude a superar obstáculos psicofísicos. El sabio manejo de las energías suele ser de gran importancia.

Asanas esenciales

Nos extenderemos ahora sobre los denominados asanas culturales, pero no sobre los de meditación. Casi una veintena de asanas básicos nos ayudarán a componer diferentes y valiosos programas de asanas. Lo ideal para una tabla es incluir:

- Unos minutos de ejercicios dinámicos como calentamiento.
- De treinta a cuarenta y cinco minutos de asanas.
- Diez o quince minutos de *pranayama*, que pueden asociarse con *bandhas* para potenciarlos.
- Unos minutos de *savasana* o relajación profunda.

Los asanas que consideramos más básicos se explican a continuación.

La pinza

Sentado en el suelo con las piernas juntas y estiradas, incline lentamente el tronco hacia delante aproximándolo tanto como pueda a las piernas y tome los tobillos o las plantas de los

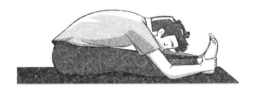

pies con las manos, aproximando los antebrazos al suelo tanto como le sea posible. Mantenga la posición un minuto o minuto y medio y deshágala con lentitud. Puede hacer la postura dos o tres veces.

Postura de extensión sobre la pierna

Sentado en el suelo con las piernas juntas, flexione la pierna izquierda y fije la planta del pie izquierdo en la parte alta del muslo derecho en su cara interior, dejando que el talón toque la ingle o se aproxime a ella. A continuación, incline el tronco tanto como pueda hacia delante y aproxime los antebrazos al suelo, hasta donde le sea posible. Mantenga la posición un minuto y haga lo mismo sobre la otra pierna, también durante

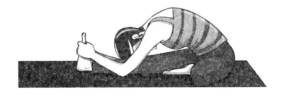

un minuto para luego, deshacerla. Se puede hacer dos veces sobre cada pierna.

La cobra

Boca abajo, con las piernas juntas y los brazos a ambos lados del cuerpo, eleve el tronco tanto como le sea posible, arqucán-dolo, pero sin despegar el abdomen del suelo y colocando las palmas de las manos contra el suelo a ambos lados de los hombros, con los brazos flexionados. Se mantiene la postura entre treinta y cuarenta y cinco segundos y se efectúa tres veces.

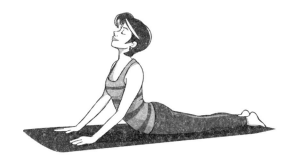

El saltamontes

Boca abajo, con los brazos a ambos lados del cuerpo, se apoya la barbilla contra el suelo y se introducen las manos debajo de los muslos. Se presionan manos y brazos contra el suelo y se elevan las piernas, juntas y rectas, tanto como sea posible. Se mantiene la posición treinta segundos y se ejecuta tres veces.

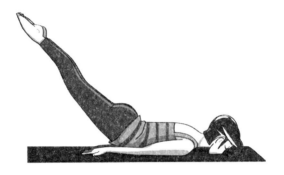

El arco

Boca abajo, se flexionan las piernas hacia los glúteos y se toman los tobillos con las manos. A continuación, sirviéndose de los brazos, se arquea el cuerpo tanto como sea posible, depositando el peso en el vientre o en el estómago, con la cabeza hacia atrás y las piernas ligeramente separadas. Se mantiene

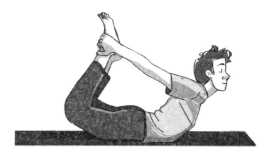

la postura de veinte a treinta segundos, se deshace y se repite tres o cuatro veces.

El camello

De rodillas, con las piernas ligeramente separadas, se colocan las manos en la zona lumbar o en las caderas y se va arqueando el tronco hacia atrás hasta poder situar las manos en los tobillos

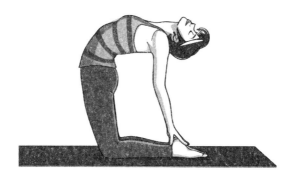

o en los talones, con la cabeza bien echada hacia atrás. Se
mantiene la posición treinta segundos y se ejecuta dos veces.

Media postura de la cobra

De rodillas, avanzamos la pierna derecha y apoyamos la planta
del pie derecho sobre el suelo, estirando la pierna izquierda y
manteniendo el tronco erguido, como se muestra en la ilustración. La cara está mirando al frente y los brazos quedan
perpendiculares al suelo. Tras mantener la posición un minuto,
se repite por el otro lado. Se puede ejecutar la posición dos
veces por cada lado.

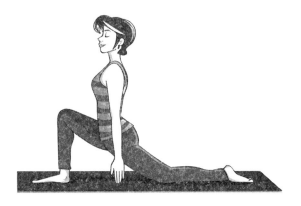

La torsión

Siéntese en el suelo con las piernas juntas y estiradas. Flexione la pierna derecha y, pasándola por encima de la pierna izquierda, coloque el pie junto a la cara externa del muslo izquierdo, tan arriba como le resulte posible. El pie debe quedar paralelo al muslo y la planta, apoyada en el suelo. El muslo de la pierna flexionada debe estar junto al estómago. Seguidamente, gire el tronco hacia la derecha y atrape la pierna con el brazo izquierdo, descansando la palma de la mano en el suelo. El brazo derecho queda atrás, estirado o ligeramente flexionado, con la palma de la mano en el suelo en línea recta con la otra mano. El tronco debe mantenerse erguido y el rostro debe dirigirlo hacia la pierna estirada.

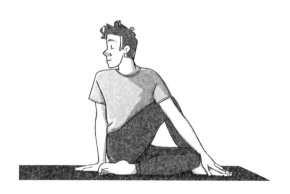

La postura sobre el costado

Sentado en el suelo, separe las piernas tanto como pueda, sin forzar en exceso. Flexione la pierna derecha. Eleve los brazos en el aire y vaya inclinando el tronco hacia la pierna izquierda, hasta llegar con las manos al pie izquierdo, o hasta donde le sea posible. La cabeza permanece entre los brazos. Mantenga la posición un minuto y hágala por el otro lado. Se repite la postura dos veces por cada lado.

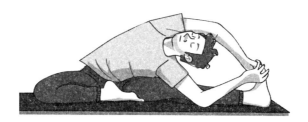

La vela

Extendido sobre la espalda, con las piernas juntas y los brazos a ambos lados del cuerpo, se presionan las palmas de las manos y los brazos contra el suelo y se van elevando las piernas en el aire, desplazando todo el peso hacia los hombros. Cuando el cuerpo está relativamente erguido, se doblan los brazos y se colocan las palmas de las manos contra la espalda. El mentón queda presionando la raíz del tórax o la hendidura yugular. Se mantiene esta postura dos o más minutos y se ejecuta una sola vez.

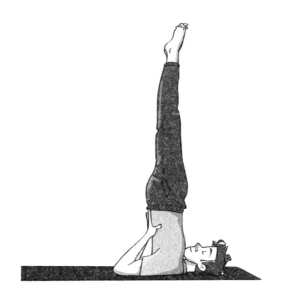

La pinza de pie

De pie, con las piernas juntas y bien estiradas, se inclina el tronco hacia delante para aproximarlo tanto como sea posible a las piernas, a la par que con las manos se cogen los tobillos o los talones. Se mantiene la posición de un minuto a un minuto y medio y se repite dos o tres veces.

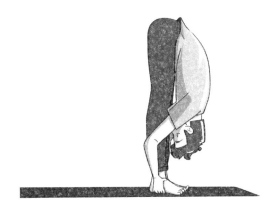

Media postura de la rueda

De pie, se separan ligeramente las piernas y se elevan los brazos por encima de la cabeza. Lentamente, con precaución, se va arqueando el tronco hacia atrás, hasta donde sea posible. Se mantiene la posición de veinte a treinta segundos y se repite dos o tres veces.

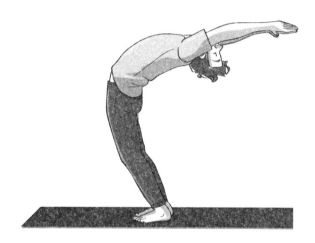

La postura del triángulo semilateral

De pie, se separan las piernas y se colocan los brazos en cruz. Se va inclinando el tronco hacia un lado y se va desplazando lentamente hacia delante lo imprescindible para llegar con la mano al tobillo o al pie, y la cara se gira hacia el techo. Se mantiene la posición durante cuarenta y cinco segundos, después se hace hacia el otro lado. Se repetirá la postura dos veces por cada lado.

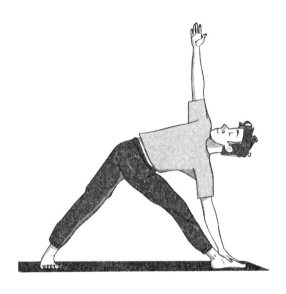

La postura del triángulo invertido

De pie, se separan las piernas y se colocan los brazos en cruz. Se inclina el tronco hacia la pierna izquierda y se coloca la mano derecha sobre el tobillo o el pie izquierdo, como se puede apreciar en la ilustración. Tras mantener la posición durante cuarenta segundos, se cambia de lado. Se puede realizar la postura dos veces por cada lado.

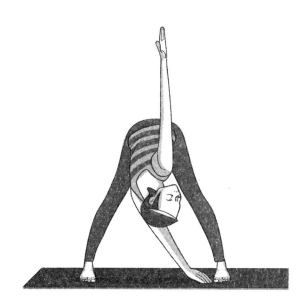

La postura de la luna

De pie, se separan las piernas alrededor de un metro y se colocan los brazos en cruz. A continuación, se inclina el tronco hacia un lado tanto como sea posible, se eleva un brazo y se baja el otro, llevando la cara hacia el techo y con las piernas bien estiradas. Tras mantener la postura alrededor de cuarenta segundos, se cambia de lado. Se repite la posición dos veces por cada lado.

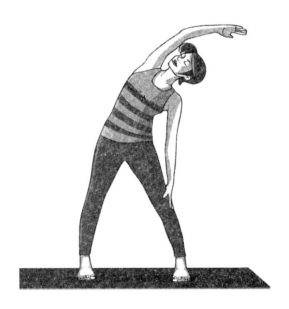

La postura de la media luna

De pie, se separan las piernas más o menos un metro. Se elevan los brazos y se entrelazan las manos. Después, se inclina el tronco por completo hacia un lateral hasta donde sea posible y se mantiene la posición alrededor de cuarenta segundos, para deshacerla a continuación y repetirla hacia el otro lado. Se hace dos veces por cada lado.

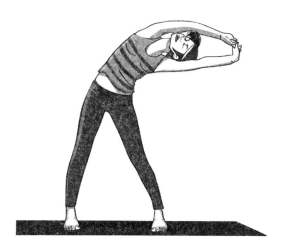

De vez en cuando, es conveniente incluir en los programas alguna postura de fortalecimiento general del cuerpo, pero evitando cualquier esfuerzo excesivo. En este sentido, podemos recomendar tres posiciones: la del perro, la del ave y la del ave invertida.

Postura del perro

Boca abajo, coloque las palmas de las manos contra el suelo a la altura de los hombros y arquee el cuerpo, con los pies ligeramente separados, la cabeza hacia abajo, la espalda recta y las piernas y los brazos estirados, tratando de que las plantas de los pies estén firmes sobre el suelo. Mantenga la posición un minuto y repítala dos o tres veces.

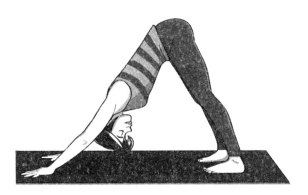

Postura del ave

Boca abajo, con las piernas juntas, apoye las manos contra el suelo a la altura de los hombros y eleve el cuerpo, manteniéndolo erguido desde el cuello a los talones, con la cara mirando al frente. El peso del cuerpo permanece entre las palmas de las manos y las puntas de los pies. Se mantiene la posición un minuto y se repite dos veces.

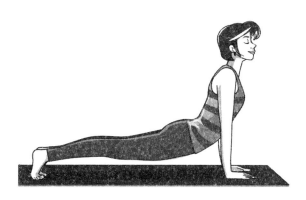

Postura del ave invertida

Tumbado sobre la espalda, a continuación, siéntese. Con la
ayuda de la presión de las palmas de las manos contra el suelo,
eleve el tronco en el aire, manteniendo los brazos y las piernas
estiradas, como se muestra en la ilustración. Se mantiene la
posición un minuto y se repite dos veces.

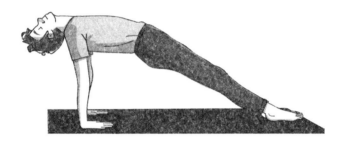

Beneficios de las posturas, por grupos

Beneficios de los asanas de flexión hacia delante

- Dotan de flexibilidad a la columna vertebral hacia de-
  lante.
- Combaten la adiposidad abdominal.
- Tonifican los órganos abdominales.
- Estiran y revitalizan todos los músculos posteriores del
  cuerpo.

- Previenen contra el estreñimiento, el lumbago y la ciática.
- Fortalecen los músculos cuádriceps y gemelos.
- Flexibilizan el tendón de la rodilla.
- Previenen o ayudan a combatir la escoliosis.
- Sedan el sistema nervioso y ayudan a conseguir una sesión de relajación más profunda y reparadora.
- Favorecen la introspección.

Beneficios de los asanas
de flexión hacia atrás

- Dotan de flexibilidad y bienestar a la columna vertebral.
- Tonifican y fortalecen las regiones dorsal, lumbar y abdominal.
- Ejercen un beneficioso masaje sobre las vísceras abdominales, los riñones y las glándulas suprarrenales.
- Estimulan la espina dorsal y abastecen de sangre las vértebras.
- Tonifican la región sacra.
- Activan el sistema nervioso.
- Estiran y flexibilizan los músculos anteriores del cuerpo.
- Avivan la atención mental.

Beneficios de los asanas de torsión

- Realinean la espina dorsal y la dotan de flexibilidad, manteniéndola joven, elástica y resistente.
- Ejercen un profundo y beneficioso masaje sobre las vísceras del abdomen.
- Provocan un vigoroso y saludable estiramiento de los músculos del tronco.
- Previenen la escoliosis.
- Tonifican los nervios espinales.
- Estiran y revitalizan los músculos del cuello.
- Desbloquean y eliminan crispaciones.

Beneficios de los asanas de flexión lateral

- Dotan de elasticidad a la espina dorsal hacia los lados.
- Ejercen un saludable masaje sobre los órganos intercostales, como el páncreas, el hígado y el bazo.
- Revitalizan todos los nervios de la espalda.
- Fortalecen los músculos pectorales, dorsales, deltoides y trapecio.
- Flexibilizan y fortalecen los músculos del cuello.
- Mejoran el riego sanguíneo en todo el cuerpo.

Beneficios de los asanas de inversión

- Fortalecen la espina dorsal.

- Mejoran el riego sanguíneo del cerebro.
- Regulan el funcionamiento de la glándula tiroides.
- Alivian la presión sobre las piernas.
- Ejercen un masaje sobre los músculos del cuello y las vértebras cervicales.
- Fortalecen los músculos deltoides y trapecio.
- Previenen contra las hemorroides y las varices.
- Activan la concentración y la memoria.
- Cooperan en la interiorización de la mente.

Beneficios de la media postura de la cobra

- Fortalece extraordinariamente los músculos de las piernas.
- Activa el riego sanguíneo hacia las extremidades inferiores y, en general, mejora la circulación sanguínea de todo el cuerpo.
- Ejerce un profundo masaje sobre la zona lumbar y favorecen el funcionamiento de las glándulas suprarrenales.
- Dota de flexibilidad a las ingles.

Beneficios de las posturas del ave, el ave invertida y el perro

- Aumentan la capacidad de resistencia de todo el cuerpo.
- Fortalecen y vigorizan todos los músculos.

- Mejoran en general la circulación sanguínea.
- Fortalecen la espina dorsal.

No pasar nunca por alto estos requisitos básicos:

- Haga y deshaga la postura con lentitud.
- Mantenga la postura en la fase estática, si es posible, el tiempo indicado.
- Efectúe una respiración acompasada y preferiblemente nasal.
- Incluya la mente en la posición y tome consciencia del cuerpo y el asana.
- Evite cualquier esfuerzo excesivo y vaya ejecutando esfuerzos paulatinos.
- Es preferible ejecutar los asanas con el estómago vacío.

Puede hacer las posturas dejando unos segundos de relajación entre postura y postura, aunque también puede encadenar posturas y hacer una serie, pero siempre, en el verdadero hatha-yoga, respetando la fase de mantenimiento que es esencial. Esta fase permite enfatizar el estiramiento y el masaje, tomar mayor consciencia del esquema corporal y, sobre todo, interiorizarse, con lo cual se trabaja en los tres niveles: el somático, el energético y el psicomental. Las combinaciones de posturas pueden ser muy diversas. En nuestra web (www.yogaramirocalle), como ya hemos apuntado, se pueden encontrar tablas para los diferentes días de la semana.

Asimismo, cada uno también puede ir conformando sus propios programas. Con la práctica, debemos insistir en esto, porque es esencial para que el hatha-yoga sea una ciencia completa de autodesarrollo. Hay que ir prolongando el tiempo de mantenimiento en la fase estática de las posturas, como una herramienta muy valiosa con la que vivir el cuerpo desde otro tipo de percepción e interiorizarse.

VI. *Pranayama*

Al investigar de manera incansable sobre sí mismos y convertirse en laboratorios vivientes de sus propias prácticas, los yoguis descubrieron, seguramente muy pronto, la estrecha relación que existe entre la mente, los estados emocionales y el proceso respiratorio. Se dieron cuenta de que todo estado mental conlleva un modo de respirar, de la misma forma que toda respiración, sea de uno u otro tipo, también desencadena una forma específica de respirar. De este modo, se percataron de que la respiración no es igual si uno está concentrado o disperso, tenso o relajado, a gusto o a disgusto. Al percibir que un estado mental desata un tipo especial de respiración, empezaron a investigar cómo un determinado modo de respirar crea el estado emocional siguiente. A partir de ahí, comenzaron a servirse de la respiración en una doble vertiente: como ejercicio fisiológico de destacada acción psicosomática, y como herramienta para introvertir la mente, suspender el pensamiento y provocar lo que en el yoga se denomina *pratyahara* (retracción sensorial) o *unmani* (no mente, o sea, inhibición de los pensamientos). Consideraron la respiración como un vínculo energético entre la corporeidad y la mente y, aplicándola adecuadamente, una idónea manera de sedar el sistema nervioso. Los yoguis habían hallado una eficiente herramienta de control psicosomático, además de un extraordinario método de introspección.

Mi buen amigo el doctor José Álvaro Calle Guglieri (durante muchos años alumno mío de hatha-yoga y *radja-yoga*) explica en el libro que escribimos juntos titulado *Yoga, zen y control psicosomático*:

Según el doctor Bhole, uno de los objetivos del *pranayama* es el control consciente del sistema emocional. Veamos entonces cómo el *pranayama* influye sobre las zonas del cerebro relacionadas con la emoción, esto es, sobre el sistema límbico y el hipotálamo, considerando que este último es un centro importante para la regulación del sistema nervioso autónomo. La respiración es una función que está normalmente controlada por el sistema nervioso autónomo. Por consiguiente, puede influirse sobre este sistema mediante un control voluntario de la respiración, es decir, haciendo intervenir a la corteza cerebral.

Así, por ejemplo, al final de una inspiración normal el reflejo originado en ciertos centros de la médula y de la protuberancia tiende a que se produzca una espiración. En estas circunstancias, si se quiere prolongar la inspiración más allá del límite normal, como sucede en las prácticas de *pranayama*, la corteza cerebral debe asumir entonces el control de la respiración. Por ello, se pasa de un control automático e involuntario, a un control consciente y voluntario. Una situación análoga sucede cuando se trata de provocar voluntariamente una respiración más allá del límite normal. Así pues, la práctica del *pranayama* estimula ciertas vías que conducen a la corteza cerebral. A su vez estas vías atraviesan las zonas del cerebro (hipotálamo y sistema límbico), implicadas en las emociones, produciendo su estimulación. De esta forma, con el *pranayama* puede lograrse un mejor y eficaz control de las emociones.

El término «pranayama» está compuesto por los vocablos *prana* y *yama*, que pueden traducirse por «pausa o retención del aliento» o, más comúnmente, por control respiratorio.

Prana es la fuerza universal que se constela en el ser humano como aliento o respiración, así como la energía que hace posibles todas sus funciones psicosomáticas, desde las más simples a las más complejas. Y no solo hace posibles las funciones somáticas, sino también los pensamientos, las emociones y los estados de ánimo. El control sobre el aliento va favoreciendo el dominio sobre todas las actividades psicofísicas.

El yogui aprende a canalizar esta poderosa fuerza vital que es *prana*, y que encuentra su fuente en la energía universal. Incluso el hambre y la sed, el sueño y la circulación sanguínea son gracias a *prana*, que el yogui aprende a almacenar y distribuir, evitando malgastarla inútilmente. Las técnicas del hatha-yoga tienden a regular el *prana*, lo que redunda en equilibrio tanto físico como psicomental. Entre las más destacadas fuentes de energía están: la respiración, la alimentación, el sueño, el descanso y las impresiones mentales. En la medida en que se regula el *prana*, se armoniza el órgano psicomental.

El *pranayama* y sus diferentes técnicas buscan no solamente un mayor y mejor aprovechamiento de *prana*, sino también desencadenar estados superiores de consciencia y unificar la mente, obteniendo un estado de pura concentración conocido como *ekagrata*. En el auténtico hatha-yoga se le concede enorme importancia a la práctica del *pranayama* y se le utiliza como medio para la unificación consciente. En el *Hatha-yoga Pradipika* se nos dice: «Tal como domamos elefantes, leones y tigres gradualmente, así debemos controlar el *prana*. De lo contrario, él matará al practicante».

Muchos ejercicios de *pranayama* se basan en tres fases señaladas por un antiguo texto titulado *Khurita Upanishad*. Estas fases son: inspiración (*puraka*), retención (*kumbhaka*) y espiración (*rechaka*). La ejecución adecuada del *pranayama* regula y equilibra los tres principios vitales, que son: *vayu* (aire), *kapha* (función linfática) y *pitta* (temperatura), a los que se les puede añadir *vata*. Son los denominados *doshas*.

El *kumbakha* desempeña un papel muy importante, sobre todo en el apaciguamiento mental y la introspección. Al detenerse la respiración, se produce una inhibición del pensamiento y se favorece el *ekagrata* o unificación mental. Se consigue una armonización de las funciones fisiológicas e importantes conquistas de la mente serena e interiorizada. Existen dos tipos de *kumbkaha* o retención del aliento: con el aire dentro y con el aire fuera. Una es el *bahya kumbakha* y otra el kevala *kumbhaka*;

este último tiene mucha importancia en cuanto a la consecución del *unmani* o estado de no-mente. El sabio Bhoja declaraba:

> Porque todas las funciones de los órganos están acompañadas de la respiración y porque existe una conexión entre la respiración y la consciencia en sus funciones respectivas, cuando se hallen suspendidas todas las funciones de los órganos, la respiración llevará a cabo la concentración de la consciencia en un solo objeto.

En mi obra *Cien técnicas de meditación* (Kairós), expongo numerosos ejercicios que sirven para atender a la respiración y conseguir la fijación de la consciencia. Sin embargo, el *pranayama* no utiliza la respiración en su funcionamiento natural sino que, a través de ella, lleva a cabo a diversos ejercicios respiratorios, algunos de difícil ejecución. El doctor Filliozat investigó la conexión tan estrecha entre la psique y la respiración, y la doctora Teresa Brosse, extraordinaria cardióloga, comprobó en la India que determinados yoguis eran capaces de ralentizar los latidos del corazón hasta casi el umbral de la muerte.

El doctor Filliozat afirma que: «La restricción de la respiración es a veces tan grande que algunos pueden hacerse enterrar vivos por un cierto tiempo sin peligro, con una reserva de aire que sería insuficiente para asegurarles la supervivencia. Esta reserva de aire, según ellos, está destinada a permitir algunas inspiraciones para retornar al estado del yoga, si algún accidente los ayudase a salir de él durante la experiencia y los pusiera en peligro».

Se conocen un buen número de ejercicios de *pranayama* y en esta obra nos centraremos en los más esenciales y de mayor alcance físico y psicomental. No se trata de hacer muchos ejercicios, sino de centrarse en los esenciales y dominarlos tan perfectamente como sea posible. La práctica regular siempre es deseable y, por supuesto, la prudencia también.

Conviene hacer estos ejercicios con el estómago vacío y, si la persona padece de hipertensión, evitar la retención del aire. El ejercicio conocido como *bhastrika* es mejor que sea evitado por las personas hipertensas o con desórdenes cardiovasculares. En cualquier caso, hay que recordar siempre que en la práctica del *pranayama* «no hay atajos para llegar al cielo», que hay que proceder cautelosamente y, si se albergan dudas sobre la técnica, consultar a un experto.

Existen numerosos ejercicios o técnicas de *pranayama*, pero los siguientes son los más eficientes y son los que exploraremos: respiración integral (como preparación para los diferentes *pranayamas*), *nadi sodhana* o respiración alternada, *ujjayi* o respiración victoriosa o respiración lunar, *bhastrika* o respiración fuelle, y *sitali* o respiración refrescante.

Respiración completa

Tumbado sobre la espalda, sentado o de pie, inspire lentamente el aire por la nariz, dirigiéndolo en primer lugar al vientre y al estómago. Sin interrupción, siga inspirando y conduzca el aire hacia la zona media del tórax y los costados; prosiga inspirando sin interrupción y lleve el aire a la zona más alta del tórax, hacia las clavículas. A continuación, espire el aire por la nariz aproximadamente en el mismo tiempo en que lo tomó. Si se ejecuta bien este ejercicio respiratorio, al inspirar, se dilatan primero el vientre y el estómago y luego todo el tórax, que volverán a su posición inicial al espirarlo. Se pueden hacer de veinte respiraciones en adelante. Cuando el ejercicio se hace con facilidad, se puede añadir el tiempo de retención del aire tras la inspiración, manteniéndolo de acuerdo con la capacidad del practicante y evitando forzarlo.

Este ejercicio respiratorio es excelente como preparación para otros más avanzados y desencadena numerosos beneficios físicos y psicosomáticos. Además, si lo usamos como base, hay un tipo de respiración yóguica, denominado «respiración rítmica», que consiste en agregar dos pausas de retención del mismo tiempo, una tras inspirar y otra tras espirar, como por ejemplo de siete segundos. Entonces, sería así:

- Inspiración completa.
- Siete segundos de retención a pulmón lleno.
- Espiración completa.
- Siete segundos de retención a pulmón vacío.

Este tipo de respiración favorece mucho la tranquilidad, pacifica las emociones y ayuda a la concentración mental. Tiene también una benéfica acción psicosomática.

Respiración cuadrada
o de las cuatro fases iguales

Tumbado en el suelo, tan relajado como pueda, inspire lentamente por la nariz y lleve el aire hacia el tórax. Se trata de una respiración torácica, y el tiempo que se invierte en llenar el tórax (lo mejor es contar) es el que se utiliza para la inspiración, la retención a pulmón lleno, la espiración y la retención a pulmón vacío. Por ejemplo, si se demora cinco segundos para llenar el tórax al inspirar, esa será la fórmula que observará: cinco al inspirar, cinco al retener, cinco al espirar y cinco al retener a pulmón vacío. Se pueden hacer de veinte a treinta ciclos.

Este tipo de respiración tiene un gran poder relajante y tranquilizador, interioriza la mente y favorece la concentración, además de otorgar también beneficios físicos.

Respiración alternada

Con el tronco y la cabeza erguidos, se cierra la fosa nasal derecha con el pulgar de la mano derecha y se hace una inspiración lenta y profunda por la fosa nasal izquierda, hasta llenar todo el tórax, con control abdominal, o sea, evitando que se dilate el estómago. A continuación, se cierra la fosa nasal izquierda con el índice o con los dedos anular y meñique de la mano derecha, y se espira el aire por la fosa nasal derecha al mismo tiempo. Seguidamente, se inspira por la fosa derecha para expulsarlo por la izquierda. Para no equivocarse, tenga en cuenta que siempre se espira por la fosa opuesta a la que se inspiró y siempre se inspira por aquella que se espiró.

Una vez que el practicante se ha ejercitado lo suficiente, puede incorporar la fase de retención y hacer la espiración más lenta que la inspiración o en el doble de tiempo. La fórmula clásica que se viene utilizando es 1-4-2, o sea, que se cuadruplica el tiempo de la inspiración para la retención y se duplica para la espiración. Se puede ejecutar este tipo de respiración de diez a quince minutos.

Este *pranayama* está considerado como uno de los más importantes tanto física como psicomentalmente y se le atribuyen los siguientes efectos positivos:

- Purifica y despeja los canales energéticos o *nadis*.
- Favorece la digestión.
- Activa la circulación sanguínea.
- Favorece el control sobre el sistema nervioso.
- Aumenta la capacidad de resistencia del organismo.
- Favorece la cualidad sáttvica (pura armónica) de la mente.
- Estimula las funciones mentales y equilibra los dos hemisferios cerebrales.
- Intensifica la capacidad de introspección.
- Facilita el acceso al *pratyahara* o retracción sensorial.

Respiración victoriosa

Adopte una posición estable con el tronco erguido. Incline la cabeza hacia delante y sitúe con cierta firmeza el mentón sobre la hendidura yugular o raíz del tórax, con lo cual se cierra parcialmente la glotis, lo que producirá al respirar un sonido sibilante como el sollozo de un niñito. Inspire lentamente por ambas fosas nasales, hasta llenar por completo el aire de los pulmones, a la par que va contrayendo las paredes abdominales. Retenga el aire tanto como pueda, preferiblemente con *mulabandha*, y al cerrar la fosa nasal derecha, espire el aire en el doble de tiempo que lo inspiró. También se puede espirar por ambas fosas nasales. Se ejecutará el ejercicio de diez a quince minutos.

Respiración solar

Con el tronco bien erguido, sentado en una postura de meditación o en una silla, se cierra la fosa nasal izquierda con el dedo índice y se inspira lenta y profundamente por la fosa nasal derecha, a la par que se va efectuando el control abdominal (evitando que las paredes del abdomen se dilaten). Se retiene el aire tanto como sea posible, con *mulabandha* o control anal, y después se cierra la fosa nasal derecha y se expulsa el aire, en el doble de tiempo, por la fosa nasal izquierda. Siempre se toma el aire por la fosa nasal derecha (solar) y se espira por la izquierda (lunar). Se puede hacer el ejercicio alrededor de diez minutos.

Entre los efectos que desencadena este *pranayama*, están los siguientes:

- Purifica los senos frontales.
- Despeja los *nadis*.
- Equilibra el *prana* y el *apana* (energías positivas y negativas) en el organismo.
- Aumenta la capacidad de resistencia del cuerpo.
- Dota de calor al organismo.
- Previene la cefalea y la rinitis.

Respiración fuelle

Hay que adoptar, necesariamente, una postura estable. Tras una inspiración y una espiración lentas, inspire y expulse el aire de forma rápida durante tantas veces como pueda hasta que necesite respirar con normalidad y descansar, evitando cualquier esfuerzo excesivo. Los músculos abdominales se contraen y relajan alternativamente. Cuando necesite respirar con normalidad, detenga el ejercicio, haga varias respiraciones habituales, descanse y luego haga otro ciclo de respiraciones del fuelle. Puede hacer de seis ciclos en adelante.

Esta respiración también se puede hacer, en lugar de solo con el abdomen, incorporando todo el tórax o solo con el tórax, en cuyo caso sería el pecho el que alternativamente se dilata (al inspirar) y vuelve a la posición de partida (al espirar).

Tras el ejercicio, al acabar los ciclos se añade una respiración completa o una alternada, o varias. Este ejercicio de *pranayama* produce los siguientes efectos:

- Energetiza todo el cuerpo y aumenta su capacidad de resistencia y rendimiento.
- Aumenta los jugos gástricos y potencia la musculatura abdominal.
- Ejerce masaje sobre las vísceras abdominales.
- Activa la circulación sanguínea.
- Mejora el funcionamiento del cerebro.
- Fortalece los tejidos pulmonares.
- Despeja la mente.

Las personas que padezcan de hipertensión deben abstenerse de este *pranayama*.

Respiración refrescante

Una vez que se ha adoptado un asana de meditación, se proyecta ligeramente la lengua más allá de los labios en forma de tubo y se inspira lentamente por la boca hasta llenar por completo los pulmones. Tras efectuarse la retención con *jalandhara-bandha*, se expulsa el aire poco a poco por ambas fosas nasales. Se realiza el ejercicio durante diez minutos. Entre los efectos de esta respiración destacan:

- Combate el hambre y la sed.
- Favorece los ojos y oídos.
- Refresca el organismo.
- Facilita el ensimismamiento.
- Equilibra los *dhatus* o elementos corporales.

VII. *Mudras*

El término «mudra» se puede traducir como sello. Los *mudras* son un conjunto de técnicas, nacidas de la experimentación y la verificación personal, que ayudan a canalizar el *prana*; o sea, la energía en sus diversas formas, creando definidas presiones en diversas zonas del cuerpo: nervios, plexos nerviosos, órganos o puntos vitales. De este modo, se dirigen las energías y se armonizan los cinco elementos corporales: tierra, agua, fuego, aire y éter. Cada *mudra* tiene su función y alcance. Los más básicos son 25, de los que alrededor de una decena son los esenciales.

El *mudra* desencadena fuerza interior y coopera en la reactivación del *prana*, pero trabajar con ellos no es nada fácil y se necesita mucha precisión, porque tratan de alcanzar nervios, zonas y funciones que requieren de un conocimiento. Como simple ejemplo, se ha llegado a decir que es como el electricista que sabe operar correctamente y con exactitud, no es el chapucero que genera un cortocircuito innecesario. El especialista en *mudras* abre y cierra canales para dirigir de manera adecuada las energías, y también saber incidir sobre los oportunos puntos vitales y glándulas.

Maha-mudra

Siéntese en el suelo con las piernas juntas y estiradas. Flexione la pierna izquierda y presione el talón firmemente contra el ano. A continuación, a la vez que va expulsando el aire de los pulmones, inclínese hacia delante aproximando el tronco y la cara tanto como pueda a la pierna estirada, tomando con ambas manos los dedos del pie.

Se mantiene la posición durante más de un minuto, con la mente concentrada en el entrecejo e interiorizándose. Sin excederse, se puede hacer la suspensión del aire de acuerdo con la propia capacidad y aplicando el *mulabandha* e incluso el *uddiyanabandha*. Este *mudra* se puede ejecutar sobre una y otra pierna.

Efectos

- Purifica los *nadis* y mejora la circulación energética.
- Previene contra las hemorroides, estreñimiento y desórdenes estomacales.
- Facilita la introversión y serena la actividad mental

Tadagi-mudra

Sentado, con las piernas juntas y estiradas, vaya inclinando el tronco hacia delante, como en el *paschimottansana*, a la par que espira todo el aire de los pulmones y efectúa el *udiyyana-bandha*. Cuando necesite inspirar, deshaga la postura y vuelva a la posición de sentado, tomando aire, para repetir la técnica de seis a ocho veces.

Efectos

- Facilita el control de la musculatura abdominal y la fortalece.
- Tonifica los órganos abdominales y mejora su funcionamiento.
- Estimula la espina dorsal y los nervios espinales.

Nabho-mudra

Adopte una postura de meditación y estabilícela tanto como pueda. Evitando parpadear, pierda la mirada en el vacío a la par que repliega la lengua hacia la garganta tanto como pueda y se interioriza, suspendiendo las ideaciones. Puede mantener esta técnica varios minutos, respirando sosegadamente.

Efectos

- Equilibra en el organismo las energías positivas y negativas, regulando sus ciclos.
- Armoniza los tres principios orgánicos.

- Favorece el estado mental de *pratyahra*.
- Ayuda a la suspensión de las ideaciones y vacía la mente.

Shambhavi-mudra

Adopte una postura estable de meditación y regule la respiración, acompasando bien los tiempos. Evitando parpadear, fije la mirada y la mente en el entrecejo, tratando de no pensar. Si se fatiga, y aunque cierre los párpados, deje que los ojos y la mente continúen fijos en el entrecejo, con la firme determinación de no dejarse llevar por los pensamientos.

Efectos

- Combate las fluctuaciones mentales.
- Favorece el estado de *unmani* o no-mente, donde quedan inhibidos los pensamientos.
- Permite la percepción directa de uno mismo o sensación desnuda de ser.
- Estabiliza el contenido mental y ayuda al proceso de *dyana* o meditación.

Shakti chalan mudra

Se adopta la postura del diamante o *vajrasana*, pero manteniendo las piernas y los pies juntos. Repose las nalgas sobre los
talones, previamente coloque la mano derecha sobre el talón
derecho y la mano izquierda sobre el izquierdo. A continuación,
golpee las nalgas repetidas veces contra las manos. Después
realice un ciclo completo de la respiración *bhastrika*. Este proceso puede repetirse cinco o seis veces. La concentración debe
estar situada en el punto entre el ano y los genitales, conocido
como *kanda*.

Efectos

• Reactiva la circulación energética.
• Mejora el funcionamiento del *prana* o fuerza vital fun-
damental.
• Alerta la atención mental.

Manduki-mudra

Se le conoce como el «mudra de la rana». Para ejecutarlo,
cierre la boca y busque con la punta de la lengua una zona
en el velo del paladar que, al ser friccionada, provoca un cos-
quilleo muy agudo. Una vez localizada esa zona, concéntrese
allí mentalmente y frótela repetidas veces con la punta de la

lengua. Absorba tanto como pueda la atención en la sensación y suspenda los pensamientos. Es probable que la saliva se haga más abundante.

Efectos

- Favorece el estado de abstracción o ensimismamiento.
- Combate el desequilibrio orgánico y armoniza los elementos tierra, agua, fuego y aire.
- Aumenta la capacidad de concentración.

Kaki-mudra

Para llevar a cabo este *mudra*, se contraen los labios como si se tratara de imitar el pico de un ave. Se inspira lentamente y se espira más lentamente aún si se puede pero sin forzar en exceso.

Se repite esta operación una docena de veces por lo menos, y la mente debe seguir con mucha concentración todo el proceso.

Efectos

- Aumenta la capacidad de resistencia del organismo.
- Seda el sistema nervioso.
- Estimula los tejidos pulmonares.
- Purifica los pulmones.
- Activa la función pránica.

Matangini-mudra

Se denomina a este *mudra* el del elefante, porque se considera que quien lo domina adquiere el vigor de un elefante, metafóricamente hablando. No es una técnica fácil y hay que proceder con cuidado, o ser bien aleccionado por un mentor que la domine y nos traslade su experiencia.

Se introduce la cara en un recipiente lleno de agua y se absorbe esta por la nariz, para luego expulsarla por la boca. A continuación, se repite el proceso a la inversa, o sea, que se toma el agua por la boca y se expulsa por la nariz. Esta segunda modalidad es más difícil de realizar. Se puede repetir esta operación una decena de veces.

Efectos

- Despeja las fosas nasales.
- Previene contra la rinitis y los resfriados.
- Facilita la ejecución del *pranayama*.

Bhujangini-mudra

Se le conoce como el «mudra de la serpiente» y se considera un manantial de energía.

Efectos

- Previene contra el estreñimiento, la dispepsia y otros trastornos del estómago.
- Facilita el control de la musculatura abdominal.
- Facilita la ejecución de determinados *pranayamas*.

Bhuchari-mudra

Adopte una postura de meditación que le resulte estable. Relaje el cuerpo, acompase la respiración y dirija la mirada a la punta de la nariz, parpadeando lo menos posible pero sin forzar. Trate de ensimismar la mente tanto como pueda, suspendiendo las ideaciones. La fijación de la mirada conduce a la fijación de la mente.

Efectos

- Facilita el *pratyahara* y los estados de vacuidad mental.
- Serena el contenido mental y estimula la sensación de ser.
- Favorece las técnicas de control mental e interiorización.

Agochari-mudra

Se adopta una postura de meditación que resulte estable y se taponan los oídos a fin de no escuchar nada proveniente del exterior. Se relaja el cuerpo y se uniforma y alarga la respiración, ralentizándola considerablemente. Se conecta la mente con la respiración y se introvierte, tratando de llevarla a su fuente y de liberarla de la dinámica de los sentidos y de las ideaciones, para conseguir la mayor abstracción posible.

Efectos

- Frena los pensamientos mecánicos.
- Activa la facultad de intuir.
- Sensibiliza la captación interior.

Viparita-karani-mudra

Para ejecutar este *mudra*, extiéndase en el suelo sobre la espalda. Presione los brazos contra el suelo y eleve en el aire las piernas, las caderas y la parte baja del tronco. Flexione los brazos y coloque las manos en las caderas o en la región lumbar, manteniendo el tronco arqueado. Respire abdominalmente, situando la mente concentrada en esa zona. Mantenga esta posición de tres minutos en adelante.

Efectos

- Abastece de sangre la parte alta del cuerpo, favoreciendo el funcionamiento cerebral y activando las funciones mentales como la memoria o la atención.
- Libera las piernas momentáneamente de su presión y previene las varices.
- Regula el funcionamiento de la glándula tiroides.
- Fortalece la espina dorsal.
- Ayuda a introvertir la mente y potencia la concentración.
- Desestresa y facilita la relajación profunda.

Aswini-mudra

Se trata de un *mudra* muy importante y complementario con el *bandha*, conocido como *mulabandha*.

Se adopta la postura de meditación estable y se dirige la atención mental hacia la zona del ano, el recto y el perineo.

Cada persona tiene que descubrir por sí misma si le resulta mejor ejecutar la técnica con el aire dentro o con el aire espirado evitando forzar. Se trata de hacer series que consisten en contraer, tanto como se pueda, los esfínteres anales y después en proyectarlos hacia fuera, también tanto como resulte posible. La serie es en una sucesión de contracciones y propulsiones y se pueden repetir varias series. Es mejor que esta práctica se haga con el estómago vacío. Otra forma muy efectiva de hacer esta técnica es en cuclillas o semicuclillas.

El dominio de esta técnica, junto con la del *nauli*, hacen posible el *basti* o absorción de agua hacia el colon para purificarlo.

Efectos

- Permite un estrecho control sobre el epidídimo y los esfínteres anales.
- Favorece la evacuación y combate el estreñimiento.
- Previene las hemorroides.
- Combate la incontinencia urinaria.
- Favorece el control sexual.
- Activa determinadas energías.

Yoni-mudra

Una vez centrado en la postura de meditación, ralentice la respiración y efectúe la retención del aliento mientras cierra los oídos con los dedos pulgares, los ojos con los índices, los orificios nasales con los medios, el labio superior con los anulares y el labio inferior con los meñiques. Entonces, se introvierte la mente y se conecta con el chakra-raíz o *muladhara* en la base de la espina dorsal. También, puede efectuarse la técnica al margen del *kumbhaka* o retención del aliento.

Efectos

Hay *mudras* que por su complejidad tienen que ser necesariamente aprendidos con un maestro experto en ellos, como son: el *vajroli-mudra*, que procura un gran control en el hombre para poder llegar al orgasmo sin eyacular, o el *khechari-mudra*, que consiste en cortar el frenillo de la lengua para poder alargarla de modo que pueda clausurar los orificios nasales volviendo la lengua hacia atrás en la garganta. Este *mudra* ayuda a retener por tiempo considerable el aire y extasiar la mente.

VIII. *Bandhas*

Bandha puede traducirse como llave, pues se trata de un bloqueo o presión intencionada sobre una parte u órgano del cuerpo. Muchos maestros no hacen una distinción clara entre *mudras* y *bandhas*, ya que son técnicas para favorecer el cuerpo y sus energías y mejorar, asimismo, la acción del *pranaya-ma*. Los *bandhas* más importantes son el *uddiyana-bandha*, el *jalandhara-bandha* y el *mula-bandha*, que ganan en poder si se asocian a las técnicas de *pranayama*. *Mudras* y *bandhas* también favorecen estados especiales de consciencia, además de un estrecho control sobre músculos, nervios y funciones somáticas. No debe pasarse por alto que, en última instancia, también el hatha-yoga trata de cooperar activamente para conducir la mente al *samadhi*. Examinaremos los *bandhas* primordiales.

Jalandhara-bandha

Es conocido como la llave del mentón y tiene mucha importancia en la ejecución de algunas técnicas del *pranayama*, reforzándolas y potenciándolas. Se la considera una gran conservadora de *prana*. Se puede realizar independientemente del *pranayama* o con una técnica de *pranayama*.

Consiste en fijar consistentemente la barbilla contra la hendidura yugular o la raíz del tórax. Si se ejecuta independiente del *pranayama*, se puede mantener hasta varios minutos, pero hay que tener el tronco muy erguido, alargando bien el cuello hacia delante. Si se realiza como coadyuvante del *pranayama*, se aplica del siguiente modo: tras inspirar, se efectúa con consistencia el *bandha*, durante el tiempo que mantengamos la retención del aliento a pulmón lleno. Cuando haya que espirar, se deshace el *bandha*, que se mantiene solo en este caso durante la fase de retención del aliento (*bahya kumbhaka*). Para fortalecerlo, justo antes de ir a ejecutarlo se puede tragar la saliva.

Efectos

- Ayuda a controlar la retención del aire (*kumbhaka*).
- Ejerce masaje sobre la glándula tiroides.
- Favorece al plexo laríngeo.
- Estira y revitaliza los músculos del cuello.
- Beneficia a las vértebras cervicales.

Mulabandha

Jalandhara-bandha y *mulabandha* se complementan muy bien y ayudan a controlar las energías de los elementos vitales.

Se puede realizar en una postura de meditación que permita una firme presión del talón contra el perineo (como el *sidhasana*) o sin necesidad de presionar el perineo. Asimismo, se puede practicar asociado al *pranayama* o sin asociarlo. De hecho, consiste en contraer los esfínteres anales intensamente y mantener ese control unos segundos o incluso unos minutos. Si se ejecuta al margen del *pranayama*, se pueden hacer varias series, respirando con toda naturalidad. Pero, asociado al *pranayama*, se aplica durante la fase y lo que dure de retención del aliento; o sea, se inspira, se aplica el *mulabandha* durante el *kumbhaka* y se deshace cuando se lleva a cabo la espiración. Cuando se practica el *mulabandha*, ayuda a contraer ligeramente el bajo vientre.

Efectos

- Fortalece y favorece el suelo pelviano.
- Tonifica los esfínteres anales y el recto.
- Previene contra las hemorroides y la incontinencia urinaria.
- Regula las energías (*prana* y *apana*).
- Revitaliza los músculos abdominales.
- Potencia el poder del *pranayama*.

Uddiyana-bandha

El *uddiyana-bandha* o llave del abdomen es una técnica muy poderosa de control de la musculatura abdominal, que prepara para el *nauli* y a su vez para el *basti*. Puede practicarse en su modalidad estática o en la dinámica que aquí explicamos.

Modalidad estática

Colóquese de pie y separe ligeramente las piernas, flexionándolas hasta que le sea posible apoyar firmemente las manos en los muslos, cerca de las rodillas, quedando el cuerpo en semicuclillas, con la columna vertebral curvada y manteniendo la cabeza erguida. Inspire profundamente para, a continuación, espirar el aire por completo, vaciando los pulmones. Ahora, presione las manos contra los muslos y contraiga las paredes abdominales tanto como pueda hacia la espina dorsal. Mantenga la contracción hasta que tenga necesidad de respirar y, cuando sea así, relaje la musculatura abdominal, yérgase y realice unas cuantas respiraciones normales, para luego repetir la operación. Se puede efectuar el ejercicio de ocho a doce veces. Si la técnica se ejecuta correctamente, origina una llamativa depresión en el vientre.

Modalidad dinámica

Colóquese de pie y separe un poco las piernas, flexionándolas lo suficiente para que pueda colocar las manos con firmeza sobre los muslos, cerca de las rodillas. Inspire profundamente y luego espire hasta vaciar por completo los pulmones. Presionando con fuerza las manos contra los muslos, contraiga con intensidad las paredes abdominales, retrotrayendo el ombligo tanto como pueda. A continuación, relaje y contraiga varias veces las paredes abdominales, hasta que tenga la necesidad de respirar. Entonces, descanse unas cuantas respiraciones y repita el ejercicio, que se puede realizar de ocho a doce veces, sin forzar en exceso.

Efectos

- Prepara para la ejecución del *nauli*.
- Fortalece la musculatura abdominal.
- Ejerce un poderoso y benéfico masaje sobre los órganos del abdomen
- Fortalece el organismo.
- Favorece la evacuación.

Maha-bandha

Se le conoce como el gran *bandha*, ya que es cierto que otorga mucho poder físico y energético.

Adopte una posición de meditación, inspire profundamente y espire en su totalidad, para a continuación efectuar simultáneamente el *jalandhara-bandha*, el *uddiyana-bandha* y el *mulabandha*. Cuando haya que volver a inspirar, se realizan varias respiraciones y de nuevo se procede con el *maha-bandha*. Se pueden hacer diez o doce ciclos, o más.

Efectos

- Permite un estrecho control sobre la energía.
- Ayuda a regular los principios vitales.
- Fortalece y revitaliza los músculos del cuello, el abdomen y el ano.
- Otorga poder físico y mental.
- Favorece el autodominio.

Hay otros *bandhas*, pero los realmente esenciales son los explicados, pues adquieren un mayor poder cuando se aplican en combinación con el *pranayama*.

IX. *Savasana,* *Yoga-nidra* y *Nirodha*

Savasana

El *savasana* se ha traducido en nuestro idioma como la postura del cadáver, pues exige un máximo de inmovilidad para conseguir una relajación no solo de superficie, sino muy profunda y que haga posibles, a su vez, la interiorización y el silencio mental. De hecho, la relajación física tiene como objetivos favorecer la abstracción mental y conseguir el pleno sosiego de la mente. Sin embargo, en Occidente, un gran número de personas que se adiestran en la relajación lo hacen con una finalidad somática, menospreciando las posibilidades de conseguir un especial estado mental de silencio y plenitud. Por lo tanto, solo llevan a cabo el proceso a medias, puesto que lo idóneo es conseguir una relajación física previa tan profunda como sea posible para después culminar con una relajación mental y emocional adecuadas. Empecé muy joven a entrenarme en el *savasana* y pronto descubrí que su finalidad no es ni mucho menos obtener beneficios somáticos, que bienvenidos sean, sino también un grado muy profundo y reparador de tranquilidad que convierte esta técnica en una herramienta muy útil para la introspección y para explorar diferentes estados de consciencia.

Una sesión de relajación consciente y profunda puede constar de dos fases: la de la relajación corporal y otra complementaria para obtener la pacificación de las emociones y la introspección. De este modo, se consigue un verdadero estado de tranquilidad, que va en aumento con la práctica adecuada.

Aunque la relajación puede también llevarse a cabo sentado, para el aprendizaje es mejor utilizar la posición de decúbito supino, o sea, extendido sobre la espalda, utilizando una superficie ni demasiado dura ni demasiado blanda como, por ejemplo, una alfombra o una manta doblada en cuatro. Una sesión de relajación puede durar de diez a veinte minutos o incluso más.

Manteniendo el cuerpo tan inmóvil como sea posible, se comienzan a sentir las diferentes partes desde los pies hasta la cabeza, con lentitud y precisión, así como con la intención de aflojar. El secreto está en sentir y soltar, sentir y soltar. Se empieza procediendo por los pies y las piernas, el abdomen y el estómago, las nalgas, el pecho, la espalda, los brazos, el cuello y las distintas partes de la cara. Se puede recorrer el cuerpo de abajo arriba y de arriba abajo, con la intención de relajar más y más. La respiración debe ser pausada y uniforme y la mente tiene que estar muy atenta.

Una vez que se ha aflojado todo el cuerpo, se insiste con la mente en relajarlo más y más, propiciando esa sensación.

Lograda la relajación física, hay que evitar que la mente divague y vuelva a tensar el cuerpo. Para ello, se pueden aplicar alguna de las siguientes técnicas:

- Contener la mente dejándola absorta en la sensación de relajación.
- Efectuar respiraciones abdominales y mantener la mente fija en ellas.
- Aplicar el ejercicio de la noche mental, que consiste en oscurecer todo lo que sea posible el campo visual interno, como si viéramos una pizarra, o como si un velo negro cayera sobre los ojos.
- El ejercicio de la bóveda celeste, contemplando ante sí el cielo despejado y sin límites para fundirse en él.

Beneficios

- Estabiliza la acción cardíaca.
- Regula la presión arterial.
- Seda el sistema nervioso.
- Pacifica las emociones.
- Previene contra el estrés y el insomnio.
- Ayuda a combatir la ansiedad y la angustia.
- Coopera con la introspección mental.
- Aumenta la capacidad de rendimiento y resistencia del organismo.
- Previene contra bloqueos y contracturas.

Yoga-nidra

El *yoga-nidra* parte de una relajación muy profunda e intensa. Hay diferentes modalidades de esta técnica yóguica, pero aquí abordaremos una de ellas. Hay que especificar que, si uno aprende a relajarse en profundidad, tanto física como mentalmente, se puede prescindir de esta técnica o tomarla como complementaria. Si la relajación profunda o *savasana* requiere entre diez y veinte minutos por sesión, el *yoga-nidra* exige al menos un tiempo de veinte minutos. Vamos a ir indicando los diferentes pasos o fases.

1. Recorrido del cuerpo de los pies a la cabeza y de la cabeza a los pies, aflojando tanto como se pueda, como en el *savasana*.
2. Recorrido (para ir relajando aún más) muy minucioso de los pies a la cabeza, sintiendo los dedos de los pies, los pies, los tobillos, las pantorrillas, los muslos, los glúteos, las caderas, el abdomen, el estómago, la zona renal, el pecho, la espalda, los dedos de la mano, la mano, el antebrazo, el brazo, los hombros, el cuello y cada parte de la cara y el cuero cabelludo.
3. Ralentizar la respiración.
4. Ayudarse de afirmaciones positivas, como «estoy bien», «me siento seguro», «estoy sereno», «mantengo la ecuanimidad ante los problemas», «tengo fortaleza interior» o cualquier otra, pero breve y concreta, apoyándola con una convicción firme.

5. Mover rápidamente la mente por todas las partes del cuerpo, como si la energía lo impregnase por completo y se
activara el *prana* o vitalidad, rotando por las distintas
partes del organismo, pero sintiéndolo cada vez más relajado.
6. Repetición de afirmaciones positivas y buenos propósitos.
7. Visualización del espacio como infinito, del que uno forma parte con un sentimiento cósmico y de unidad, más
allá del cuerpo y el ego.
8. Volver lentamente al estado normal de consciencia, inspirando varias veces profundamente, hasta llegar al estado
habitual.

Nirodha

Por medio de la relajación profunda, el *yoga-nidra* y otras
técnicas (sin pasar por alto las de *pranayama*) es posible ir
consiguiendo el *nirodha*, que lleva tiempo y exige tenacidad.
Consiste en la inhibición de las ideas y en la unificación total
(*ekagrata*) de la consciencia, lo que permite una vivencia muy
especial y transformadora, que se sitúa por su propia naturaleza
más allá de la mente pensante y egocéntrica, o sea, condiciona-
da. No olvidemos que todas las técnicas del yoga, incluidas las
del hatha-yoga, aspiran a desencadenar estados de consciencia
superiores que culminan en el *samadhi*.

Apéndice I.
¿Acaso hay algo que se escape al beneficio de practicar yoga? Entrevista al doctor José Manuel Muñoz de Unamuno

RAMIRO: Tú eres un médico internista con mucha experiencia y un practicante de yoga desde hace muchos años. Has experimentado por ti mismo muchas técnicas. ¿Cómo contemplas la relación entre cuerpo y mente, y viceversa? ¿Hasta qué punto crees que puede uno instrumentalizar el cuerpo para estabilizar la mente y equilibrar la psique?

JOSÉ MANUEL: Entiendo la mente como un constructo emergente de la actividad del cerebro que dota al ser humano de la posibilidad de autorreflexionar, regularse y dar un propósito a sus conductas. La mente añade su intangibilidad a la gran complejidad estructural y funcional del cerebro humano. La mente es al cerebro lo que el canto al aparato respiratorio, además, a través de las tres funciones anteriores, influye continuamente en el sustrato corporal más allá de los automatismos fisiológicos o los instintos propios de cualquier ser vivo.

Cabría diferenciar contenidos (sensaciones, emociones, representaciones y pensamientos), estructuras mentales o continente y estados de actividad de la mente. Los modos más o menos estables de procesar o filtrar la información por parte de la mente constituirían, en palabras del psicólogo Pedro Hernández-Guanir, sus estructuras o moldes. Por analogía con el genoma, este mismo autor denominó psicoma al conjunto de moldes o modos de conocer de un individuo. Se trataría, pues, de unas gafas con las que nuestro cerebro se enfrenta cada día a la vida. Son relativamente estables, pero potencialmente modificables, moldes y contenidos influyen, de modo consciente o no, en nuestro estado de ánimo, nuestra conducta y en todas las funciones corporales.

Instrumentalizar la mente a través de *dharana* y *dhyana* permite al yogui regular múltiples funciones corporales (acción arriba-abajo) y la autorreflexión ayuda a modificar moldes y contenidos mentales (acción arriba-arriba). Sin embargo, algunas personas pueden requerir además un trabajo en el plano emocional cuando sus moldes, desadaptativos, parten de experiencias infantiles, cuya impronta difícilmente puede abordarse solo en el plano metacognitivo.

Por otro lado, el ser humano ha empleado técnicas corporales desde tiempos inmemoriales para modificar el estado de actividad de su mente o como coadyuvantes para el cambio de sus contenidos y moldes (acción abajo-arriba).

En mi experiencia personal, la práctica de hatha yoga (asanas y *pranayama*) resulta una herramienta excepcional para actuar sobre los estados de la mente. Diferentes asanas generan diferentes efectos: paz, serenidad, recogimiento, fortaleza, confianza, unidad, amor, etcétera. Tal como ocurre con los *bandhas*, *mudras* y técnicas respiratorias del *pranayama*.

Creo que muchas personas pueden obtener beneficios sustanciales sobre su equilibrio mental y vivir con mayor consciencia si emplean regularmente técnicas corporales seleccionadas como las que propone el yoga tradicional; aunque se podría dar alguna limitación en individuos con traumas emocionales intensos, a menudo generados en la infancia, que pueden requerir un trabajo guiado sobre las emociones de modo complementario para alcanzar un verdadero equilibrio mental. Aconsejaría la supervisión profesional en los casos de personas con trastornos de personalidad de los clústeres A y B, psicosis, demencias y algunos cuadros tóxico-metabólicos.

RAMIRO: ¿En qué medida los asanas pueden favorecer al cuerpo y mejorarlo? ¿Qué asanas, de acuerdo con tu experiencia, serían los más útiles y cómo pueden influir sobre el cuerpo? ¿Cómo aprecias la influencia de los asanas también sobre la mente y por qué? ¿Cuál es tu opinión sobre los asanas de inversión? ¿Qué personas no deberían practicarlos?

JOSÉ MANUEL: En mi experiencia personal, los asanas dotan al cuerpo de una flexibilidad y vitalidad excepcionales. Cuando se armoniza la respiración con el movimiento gradual de los músculos y las articulaciones se experimenta una recarga energética y el cuerpo parece fluir, aunando propiocepción corporal y unidad dentro-fuera. La metáfora del jinete que empleas en tus clases, Ramiro, describe perfectamente la sensación al entregarse en el asana y dejar que la respiración dirija el cuerpo.

Destacaría los beneficios de los asanas en la respuesta inmune innata, en la diversidad de la microbiota intestinal, los biorritmos del cortisol, la sensibilidad a la insulina y otras secreciones endocrinas y exocrinas, la calidad del sueño, etcétera. Esos y otros beneficios corporales han sido comprobados por muchos estudios e incluso se implementan en centros de prestigio internacional como la Clínica Anderson en su programa para el tratamiento integral-holístico de pacientes con cáncer de mama.

Aunque en la orquesta del yoga cada asana tiene su beneficio, yo destacaría: la pinza (*paschimottanasana*), la flexión de la cabeza sobre la rodilla (*janu sirsasana*), el arado (*halasana*), la cobra (*bhujangasana*), la flexión ventral con piernas abiertas (*upavista konasana*), la postura sobre la cabeza (*sirsasana*) y la postura del cadáver (*savasana*). Las tres primeras producen un estiramiento excepcional de toda la cadena muscular posterior, desde la cabeza hasta los pies. En el mundo frenético en que vivimos, resultan un bálsamo perfecto para las tensiones generadas por el estrés. La cobra es un asana en el que mejor se siente el flujo de energía (*kundalini*) ascendiendo por la espalda desde el sacro hasta la coronilla. También, es notable el efecto integrador al visualizarme y sentirme como una cobra que se eleva sobre el suelo. Esto mismo me ocurre con el pez (*matsyasana*), apoyando firmemente pies y cabeza en la tierra pero con la aleta dorsal hacia el cielo (variante con los brazos elevados apuntando hacia arriba) y con *upavista konasana*, abrazando a la madre tierra cual placenta nutricia. Finalmente, la postura sobre la cabeza (*sirsasana*) produce un aumento del flujo sanguíneo y de la congestión en la cabeza, a modo de tónico cerebral. La postura del cadáver (*savasana*) permite alcanzar cotas de relajación muy restauradoras, tanto para el cuerpo como para la psique. En ocasiones, se desdibuja el sentido de individualidad, haciéndome uno con el entorno y disfrutando de la liberación de endorfinas en mi cerebro.

La influencia de los asanas sobre mi mente es el objetivo prioritario de mi práctica. Estabilizando el pensamiento, se cumple exactamente con la definición de yoga atribuida al legendario sabio Patanjali: *chitta vritti nirodha*. También me aporta el otro gran sentido de ese término: la unidad mente-cuerpo-entorno. Asimismo, aprecio mucho la flexibilidad que el yoga aporta a mi aparato locomotor, la mejoría del sueño y tantos otros beneficios para la salud corporal. Sin embargo, nada es como su impacto sobre mi serenidad, equilibrio mental y energía general.

Creo que los asanas de inversión, practicados de modo gradual, mejoran el flujo sanguíneo y del líquido cefalorraquídeo en el cerebro. Además del posible impacto en el funcionamiento cognitivo, se añade su efecto en las secreciones de las glándulas maestras por excelencia: hipotálamo e hipófisis, asociadas a los principales ejes hormonales, los ritmos de sueño y vigilia, el sistema nervioso autónomo, etcétera.

Las personas que padezcan de hipertensión intracraneal (tumores, *shunts*, aneurismas o malformaciones cerebrovasculares, hidrocefalia) o intraocular (glaucoma), así como sinusitis o problemas graves de columna cervical, deberían abstenerse de practicar asanas de inversión o hacerlo muy gradualmente y con supervisión.

Ramiro: Se ha llegado a decir que sin *pranayama* no hay yoga. ¿Qué opinas del *pranayama*? ¿Cuál es tu experiencia directa? Ante esta pregunta, muchos yoguis responden que el mejor *pranayama* es la respiración alternada. ¿Qué opinas al respecto? ¿Cuáles son los más esenciales para ti? ¿A qué personas no convendría la retención del aire? ¿Hay una estrecha relación entre la respiración y el ritmo cardíaco? ¿Deberían las personas que padecen asma aprender algún tipo especial de *pranayama*? ¿Y la relación entre respiración y mente, respiración y estado de ánimo? Muchos yoguis dicen que mediante el *pranayama* llegan al *pratyahara* o interiorización profunda. Muchos especialistas en apnea libre se entrenan con *pranayama*, incluso varios campeones del mundo de esta especialidad.

José Manuel: Pues coincido con esa afirmación o al menos diría que el yoga estaría incompleto sin el *pranayama*. Tras finalizar la secuencia de asanas, cada día hago tres ciclos 10-40-20 de respiración alterna (*anuloma viloma*) y una serie de

100 respiraciones en fuelle (*bhastrika*). La primera serena mi mente, transportándome a un estado de quietud y control inusitados, y la segunda me aporta energía mental y corporal sin perder la calma anterior. Al practicar la respiración alterna, he intentado visualizar una correspondencia entre el flujo unilateral de aire, los hemisferios cerebrales y los canales energéticos *ida nadi* y *pingala nadi* tradicionalmente descritos por los yoguis, pero de momento solo he obtenido sensaciones ocasionales sin consistencia. Con *bhastrika*, el fortalecimiento de mi musculatura abdominal ha sido claro, así que para mí son muy beneficiosos ambos.

La retención de aire genera un aumento transitorio del dióxido de carbono, un descenso del nivel de oxígeno, un aumento gradual de la presión en el tórax (efecto Valsalva) y fluctuaciones del ritmo cardíaco. Aunque no veo contraindicaciones absolutas, las personas con enfermedades pulmonares crónicas y arritmias cardíacas mal controladas deberían practicarla inicialmente con cautela y, poco a poco, aumentar la duración de la retención de aire. De lo contrario, pueden sufrir desmayos, dificultades para ejecutar las técnicas sin sentir asfixia o, más raramente, episodios de angina de pecho, etcétera. Sin embargo, si el control de esas enfermedades es correcto y se practica *pranayama* de modo gradual, el beneficio puede ser importante, como han demostrado los estudios en pacientes con fibrilación auricular crónica.

En condiciones normales, la frecuencia cardíaca varía con cada fase de la respiración (variabilidad intrínseca de la frecuencia cardíaca). Durante la inspiración, la estimulación de los receptores de estiramiento pulmonares reduce la actividad del sistema nervioso parasimpático cardíaco, lo que acelera la frecuencia cardíaca. Este efecto desaparece durante la espiración, con lo cual el predominio del tono parasimpático cardíaco sobre el simpático ralentiza los latidos. La pérdida de esa variabilidad (coherencia cardíaca) es un marcador de mal funcionamiento del sistema nervioso autónomo cardíaco y aumenta el riesgo de sufrir enfermedades cardiovasculares. En un control superior, los centros respiratorios y vasomotores del tronco del encéfalo (protuberancia y bulbo raquídeo), las principales neuronas del sistema nervioso autónomo y la corteza cerebral están muy interconectados entre sí, por lo que el ritmo cardíaco y el patrón respiratorio están regulados también a estos niveles.

Creo que los enfermos con asma deberían empezar por aprender una respiración nasal completa y correcta. Así se beneficiarían de la liberación de óxido nítrico en los senos paranasales, que actuaría por vía aerocrina como broncodilatador, por oposición a la neurotransmisión colinérgica, bronconstrictora. Además, filtrarían adecuadamente partículas o microorganismos ambientales y aumentarían el espacio de intercambio gaseoso y su reserva respiratoria al emplear más su diafragma y no solo el tórax o la musculatura accesoria del cuello.

Una vez logrado ese primer paso, cada asmático es diferente: mientras los pacientes con asma extrínseco podrían tolerar bien y con rapidez la respiración alterna o en fuelle, en los casos de asma intrínseco podrían necesitar al principio una dosis extra de precaución para evitar que las emociones o las aferencias respiratorias y musculares desencadenen un broncoespasmo; en cambio, la respiración alterna podría ser muy aconsejable para ambos siempre que se aumente el tiempo de retención de modo gradual.

La respiración nasal y completa, por contraposición a una respiración bucal o superficial, permite un mayor reclutamiento alveolar y, por lo tanto, un mejor intercambio de gases. Además, la respiración yóguica favorece el tono parasimpático sobre el simpático gracias al masaje que ejerce el diafragma sobre las vísceras abdominales. Este efecto podría potenciarse si se aumenta la presión intratorácica (efecto Valsalva) con el uso de *jalandhara bandha* o *uddiyana bandha* durante la práctica del *pranayama*. De hecho, las maniobras de Valsalva, junto a la estimulación de los senos carotídeos o la inmersión de la cara en agua helada, han sido muy empleadas en medicina para controlar un ritmo cardíaco acelerado. Hoy en día, incluso los centros privados ofertan la terapia de estimulación bajorrefleja por los beneficios cardiovasculares que ocasiona estimular la rama parasimpática del sistema nervioso autónomo.

El *pranayama* puede mejorar la claridad mental, facilitando la oxigenación y aportando una gran sensación de calma si se practica con regularidad. La obtención de un estado de concentración o interiorización profunda (*pratyahara*) parece razonable a la vista de lo dicho, si la práctica es asidua e intensa, aunque no tengo experiencia personal con ello. Como bien dices, una buena prueba es su empleo en practicantes de apnea de todos los niveles.

RAMIRO: Tú has practicado muchas sesiones de relajación profunda, ¿nos puedes comunicar tus experiencias y en qué modo crees que ayuda física y emocionalmente? ¿Puede favorecer a los diabéticos o a las personas con otras dolencias físicas y psicosomáticas?

JOSÉ MANUEL: Cuando empecé a practicar yoga de modo regular y supervisado, sin duda, lo que más me impactó fue el estado de profundísima relajación que alcanzaba practicando apenas 10-15 minutos de *savasana*. Llegaba a sentir una gran desconexión o desidentificación respecto de mi propio cuerpo y sus sensaciones, una cierta incorporeidad, como si flotase. En una palabra, integración, unidad. Mi mente paralizaba cualquier tipo de pensamiento y la relajación muscular era total y me producía mucha serenidad, plenitud y paz. Con facilidad, sentía muy intensamente cada latido cardíaco (*anahata*) y la expansión de la onda del pulso desde el pecho hasta la punta de los dedos de las cuatro extremidades. De hecho, cuando terminaba la práctica e iba caminando a casa, creía poco menos que flotaba o fluía y notaba que había gente que me miraba. Sospecho que mi cara de plenitud o mi aura debían ser un poema.

Es difícil resumir los innumerables beneficios de la relajación profunda, pero sin duda una reducción de la secreción de adrenalina y cortisol en las glándulas adrenales tendría un beneficio notable en el control glucémico del paciente con diabetes, la presión arterial en pacientes hipertensos, la ansiedad, el insomnio, la respuesta inmune a las infecciones y muchos otros desórdenes asociados a una hiperactividad adrenal y de las amígdalas cerebrales. Aunque la contribución genética y ambiental varía mucho en diferentes enfermedades y enfermos, los seres humanos somos animales biopsicosociales, por lo que todos los desórdenes pueden atenuarse al optimizar la estabilidad psicoemocional y equilibrar las dos vertientes del sistema nervioso autónomo.

RAMIRO: De acuerdo con tu experiencia, ¿tiene la meditación un efecto sobre las constantes del cuerpo?

JOSÉ MANUEL: Durante mi práctica de *dhyana*, no he focalizado mi atención específicamente en mis constantes vitales, pero estoy convencido de que mi frecuencia respiratoria disminuye y sospecho que también lo hace mi frecuencia cardíaca. En realidad, cuando practico *nauli*, sin antes haber hecho *pranayama* y *dhyana*, no tengo el mismo grado de relajación ni el mismo aguante subjetivamente. Se han publicado estudios realizados con monjes expertos en meditación budista y con individuos sin experiencia en meditación. Se demostró que la meditación regular aumenta la variabilidad intrínseca de la frecuencia cardíaca durante el ciclo respiratorio. Este acoplamiento excepcional entre respiración y ritmo cardíaco, conocido como coherencia cardíaca, es un marcador del buen o mal funcionamiento del sistema nervioso autónomo cardíaco y pronostica el riesgo de sufrir enfermedades cardiovasculares.

RAMIRO: Me gustaría que nos hicieras una síntesis de tus experiencias y vivencias con el yoga desde que comenzaste la práctica y en qué te ha ayudado o ha cambiado tus actitudes.

JOSÉ MANUEL: Mi primer contacto con el yoga se remonta a mis primeros recuerdos infantiles, casi celebrando mi primer quinquenio. Tus obras *Principios de yogoterapia* y *Yoga, ciencia de la salud* aparecieron entre los libros de la casa de mi padre. En su portada, un joven barbudo y de pelo en pecho, en posición de trance, generaba cuatro alter egos cual alucinación hipnopómpica (debido a la singular fotografía). Mi curiosidad no se resistió. La lectura y práctica de lo que decía aquel maestro de yoga llenaban mis mañanas y tardes junto a la lectura de las epopeyas homéricas, *Las mil y una noches*, y un curso completo de ajedrez escrito por el ogro de Bakú, Gary Kasparov.

Subrayé y rotulé cada sentencia importante de aquel maravilloso manual de yoga. Leí y releí a ese tal Ramiro A. Calle, disfrutando cada perla de conocimiento y pretendiendo sacar hasta la última gota de su jugo. Me sentía muy identificado con el principio de unidad, amor y compasión del yoga; cada sentencia aumentaba mi adicción. Recuerdo que practicaba la pinza y *janusirasana* y sentía una energía inmensa y un estado de paz y calma interior total. El mundo se paralizaba, nada existía en mi espacio mental, solo una sensación extremadamente placentera en mi cabeza, que con los años supe atribuir a las endorfinas. Pero ese estado no acababa cuando suspendía los asanas o la respiración alterna. Mi capacidad de atención y calma interior fueron excepcionales hasta poco antes de mi etapa universitaria, lo que corroboró una puntuación de 99/100 en atención en el test psicotécnico que me hicieron en el colegio Santa María del Pilar durante mi educación juvenil. Salía de las clases y era capaz de repetir casi cada palabra que había dicho Pilar, mi profesora de literatura.

Practicaba natación y el estado de placer que notaba por la liberación de endorfinas solo era comparable al clímax sexual que experimentaría muchos años después. Tenía una calidad de sueño excepcional y me despertaba al cien por cien de energía, siempre cinco minutos antes de la hora a la que mi madre ponía la alarma.

Mi fortuna no acabó aquí, pues años más tarde encontré en la biblioteca de mi madre cuatro volúmenes de tapa dura y color verde con el título: *Yoga, salud física y mental*. ¡Increíble!, ese tal Ramiro A. Calle se había recorrido la India, ese país místico que despertaba mis sueños de niño y donde, según la leyenda, ¡se originó el ajedrez! Perfectamente organizado por secciones y colores, dado que eran fascículos coleccionables, mi ídolo barbudo hablaba de yoga físico, yoga mental, otros yogas, yoga y... (medicina entre otros). Sin temer una indigestión, devoraba aquellos textos y practicaba los asanas que describía en sus libros.

La práctica del yoga, el ajedrez, la natación y otros deportes con amigos, así como la lectura, fortalecieron mi confianza organísmica, que diría Carl Rogers, como auténtica autoestima en esos años.

Al final de mi juventud y al comienzo de mi etapa universitaria, las horas de estudio y el waterpolo de competición redujeron mi práctica de yoga, aunque los fines de semana regresaba a mis manuales de cabecera y los releía y practicaba para no perder lo ganado.

Una crisis sentimental a finales de la universidad me llevó a tomar la decisión de apuntarme a un centro de yoga. Mi experiencia no pudo ser mejor. Salía de las clases poco menos que levitando y me ayudó mucho a trabajar mis emociones y a estabilizar mi atención, que se había vuelto radicalmente dispersa tras el citado mal de amores.

No fue hasta casi una década después, hacia finales de 2008, cuando mi padre comentó que había recuperado el contacto con su antiguo profesor de yoga y amigo… ¡Ramiro! Mis padres nunca me habían dicho que su amigo seguía impartiendo clases en Madrid y que, de hecho, ambos se contaban entre sus primeros alumnos cuando Shadak abrió sus puertas. Por entonces, yo estaba concluyendo la formación especializada en Medicina Interna en las Palmas de Gran Canaria, pero esas mismas navidades acompañé a mi padre ¡para conocer a Ramiro! Me recibiste muy cariñoso, con una sonrisa y transmitiendo alegría y fraternidad. Así ha sido siempre hasta ahora, profundizando en nuestra amistad. Tus clases de meditación y la elocuencia

y sabiduría de tus palabras reabrieron mis heridas y mi pasión
por el yoga se instaló otra vez en mí. Entre 2009 y 2010, con tu
supervisión, fui configurándome una tabla de asanas y adquirí
el hábito cada mañana de practicar una sesión de hatha-yoga.
El efecto inicial más notable es que mis horas de sueño se redujeron hasta apenas 4-5, despertándome perfectamente lúcido
y listo para una práctica que me llevaba, más o menos, entre
1,5 y 2 horas. Mis niveles de energía y atención volvieron a potenciarse mucho y también mejoró notablemente mi atención.
Desde aquel otoño de 2010 en Glasgow, a -20 °C, la *sadhana* se
convirtió en mi medicina diaria, hasta hoy. Además de ir com-
pletando la secuencia de asanas, con los años añadí también
pranayama, meditación y acabo practicando *uddiyana bandha*
y *nauli,* mientras me doy una ducha caliente. El yoga representa
para mí el manual o el medio para recuperar el centro, el equilibrio y la calma. Me ayuda a relativizar los sucesos vitales y
la propia vida, a enfocarme en lo importante y a desapegarme
o, al menos, a tener mejor control de mis apegos. Toda vanidad
desaparece y se vuelve innecesaria desnudo ante la consciencia corporal. Ese vacío solo puede llenarse desde dentro, para
luego compartirlo con los demás seres dando lo mejor de mí
mismo. Aprender una respiración correcta, tener control y equilibrio corporal, fuerza y flexibilidad, relajación, concentración,
buen hábito intestinal, defensa frente a las infecciones... ¿acaso
hay algo que se escape al beneficio de practicar yoga?

Apéndice II.
El trabajo consciente
sobre el cuerpo

Nunca se ha valorado en Occidente, salvo en ocasiones excepcionales y en algunas escuelas de sabiduría o conocimiento iniciático, la enorme importancia y trascendencia de un trabajo consciente sobre el cuerpo, que puede convertirse en una fantástica herramienta transformativa. Pues nos puede ayudar a entrenar metódicamente la atención mental pura y a unificar el cuerpo y la mente de modo que sea posible conseguir otro tipo de percepción y una mayor intensidad de consciencia. El cuerpo se convierte así en objeto viviente para la aplicación de la atención y la evolución consciente. Además, de acuerdo con muchas tradiciones espirituales de Oriente y con algunas de Occidente, el cuerpo físico se ve correspondido por un cuerpo energético: al trabajar conscientemente sobre uno se hace sobre el otro. Por otra parte, el cuerpo dispone de su propia sabiduría iniciática y transformativa cuando uno sabe trabajarlo, implicando a la consciencia y entendiendo su especial lenguaje, mediante la conquista del cuerpo sobre la mente, así como la mente sobre el cuerpo.

El cuerpo es algo concreto, dentro de lo que cabe, por lo cual resulta una herramienta extraordinaria para estimular y reorientar la consciencia, así como para centrar la atención en el momento presente. El cuerpo puede utilizarse para realizar determinados movimientos y ejercicios que intensifiquen la atención y desarrollen la consciencia (gimnasia sagrada, danzas sacras, hatha-yoga o taichi), o simplemente como soporte para integrar la mente en él y a través de ese conectar con las sensaciones y funciones corporales. Hay, pues, distintos modos de servirse del cuerpo como herramienta de autodesarrollo.

El cuerpo es un reservorio de energías, que se pueden incrementar sabiamente y redirigir. Es un laboratorio viviente en el que poder trabajar con mucho provecho espiritual. El yoga denomina a la energía vital *prana,* y esta hace posible todas las funciones psicosomáticas. Por eso, el yogui se empeña en el control y unificación de esta valiosa energía, de la que uno se abastece a través de cinco fuentes primordiales: respiración, alimentación, descanso, sueño e impresiones mentales. Es la fuerza dinámica que emana de la fuerza cósmica. El yogui se sirve de la respiración y su estrecho control para dominar la mente y unificar la consciencia. En mi obra *Yoga, el método Ramiro Calle,* me refiero extensamente a todo ello. La respiración es el caballo y la mente el jinete, pues mediante la atención y el control de la respiración, la persona va estimulando sus potenciales internos y otorgándole a la mente un gran sosiego. También, los ejercicios de control respiratorio ayudan a la interiorización profunda y al dominio de las modificaciones mentales. El cese del pensamiento ordinario permite la captación de lo que está más allá de él. La respiración es un *sadhana* muy vigoroso. El ser humano es un universo en miniatura, en el que existe una interrelación muy estrecha entre la mente y la respiración, y entre la respiración y la fuerza cósmica.

No hay un ejercicio psicosomático tan inteligente y solvente como es el verdadero hatha-yoga, que en la actualidad tantos falsarios se empeñan en desnaturalizar o distorsionar, convirtiéndolo en un ejercicio atlético, sin el menor contenido espiritual. El verdadero hatha-yoga se sirve de determinadas posiciones estáticas para, a través de ellas, tomar estrecha consciencia de las sensaciones corporales, tanto burdas como sutiles, afinar la atención e interiorizarse.

El esquema corporal en detención consciente nos ayuda a conectar con lo que está más allá de la mente, con un espacio de consciencia plena. Aunque el hatha-yoga tiene una acción muy beneficiosa sobre el cuerpo, en verdad busca el desarrollo de la consciencia para estimular todos los potenciales internos. El genuino hatha-yoga es por excelencia una técnica de contramecanicidad, es decir, de desautomatización y descondicionamiento. En general, el cuerpo está moviéndose de manera mecánica, por eso se le detiene conscientemente y se adoptan posiciones que jamás se utilizan en la vida diaria, en la que el repertorio es muy limitado. Como el cuerpo siempre está tenso, se trata de serenarlo y detenerlo por medio de la relajación consciente; dado que la respiración es irregular e inconsciente, se ejecuta conscientemente y se dirige, pues la mente siempre está en su habitual dispersión: se la concenta y unifica.

Percibir el cuerpo es un método extraordinario de autopercepción y consciencia de uno mismo. Sintiendo el cuerpo y la respiración, uno puede ir más allá, y sentirse en lo profundo, desarrollando la desnuda sensación de ser, la presencia de uno mismo. Ya las antiguas escrituras de la India nos hablaban de «cavar» en el cuerpo, pues mediante el entrenamiento mental se va aprendiendo a sentir más y más el cuerpo y a ser consciente y autoconsciente. Eso trae consigo muchos beneficios somáticos, mentales y espirituales. Uno conecta con el cuerpo y va entrando ecuánimemente en las sensaciones y más allá de ellas.

El *savasana* o relajación profunda es mucho más que un método para aliviar las tensiones neuromusculares y desestresarse. Es un viaje hacia dentro a través de la completa detención del cuerpo, que va conduciendo a la de los alborotados procesos mentales. Al detener el cuerpo, la calidad de la consciencia es distinta. La mente se encaja en el cuerpo y la sensación de ser y estar se acentúa, puesto que no hay pensamientos que nos lleven hacia fuera. Sentir el cuerpo desde la ecuanimidad es siempre una práctica saludable, que coopera en la integración cuerpo-mente y armoniza la unidad psicosomática. Por otro lado, todo lo que nos ayude a romper y superar determinados automatismos coopera de una forma extraordinaria en la evolución de la consciencia y en la independencia de la mente. La persona interesada en el despertar consciente tiene que aprovechar todo lo que pueda servirle en esa dirección. Por el cuerpo y más allá del cuerpo, por la sensación a la fuente de la sensación, por los pensamientos al pensador y más allá del pensador.

El cuerpo se utiliza para recoger la consciencia y evitar que algo la desvíe. He practicado hatha-yoga a lo largo de más de medio siglo y es una técnica que nos permite conectar con otro tipo de frecuencia, si de verdad se trata del hatha-yoga original y no de yogas atléticos o de inventos yóguicos, como el yoga a cuarenta grados, que no causan el menor beneficio y sí muchos perjuicios, aparte de no tener el menor contenido psicoespiritual, lo que desacredita a estas formas de yoga, porque no son auténticas. En el hatha-yoga, el cuerpo nos ayuda a percibir sensaciones burdas y sutiles, a trabajar de dentro hacia fuera y de fuera hacia dentro, a establecernos en la energía del observador atento y sosegado. Trabajamos conscientemente sobre el cuerpo para ir a su esencia nutritiva, pues es un gran acumulador de energías, una réplica del universo, ya que lo que está fuera está dentro y lo que está dentro está fuera. El cuerpo nos permite trabajar en su crisol para realizar una especie de alquimia transformadora; por lo tanto, es una oportunidad que no se debe desaprovechar.

Tras una gravísima enfermedad, que me llevó al umbral de la muerte y que he relatado con detalle en mi libro *En el límite*, adelgacé veintidós kilos, se redujo muchísimo mi función respiratoria y acabé totalmente desmusculado, hasta tal punto que todo movimiento me causaba lesiones musculares. El equilibrio de mi cuerpo era precario. Después de haber estado casi un mes en la UCI, atado muchas veces de pies y manos, en cuanto fui

trasladado a planta, comencé a retomar mi *sadhana*. Consistió
primero en alimentarme muy bien, caminar por el pasillo de la
planta sin descanso, hacer ejercicios de *pranayama*, efectuar
prácticas de relajación muy profunda y, cuando por fin pude,
comenzar a ejecutar los asanas o posturas de yoga. También,
hacía ejercicios de detención consciente y trataba de sentir mi
cuerpo en la mayor profundidad posible. El trabajo consciente sobre el cuerpo me fue de colosal ayuda, tanto física como
mental. Hay un gran secreto que consiste en sentir el cuerpo
sin reaccionar, pues de todas nuestras envolturas, es la energía
más densa. Explorarlo es toda una aventura constructiva. El
asceta menospreciaba el cuerpo, pero el yogui lo revalorizaba.
En efecto, nuestro cuerpo es un manantial de placer y de dolor,
y por eso mismo trabajar con él es un banco de pruebas para
desarrollar un esfuerzo correcto, una atención vigilante y una
firme ecuanimidad. Sin embargo, hay que evitar el apego al
cuerpo, que antes o después decaerá, enfermará y morirá. Hay
un ejercicio que consiste en ir sintiendo el cuerpo físico o denso, el cuerpo sutil, el cuerpo mental y emocional, para situarse
más allá de esos ropajes psicosomáticos y conectar con la realidad más profunda. Shankaracharya nos decía: «Que el sabio,
despojándose de sus disfraces, se sumerja completamente en
el Ser que impregna todo, como el agua en el agua, el éter en
el éter, la llama en la llama».

Se trata de autoexplorarnos para llegar a nuestra fuente. En
la práctica del hatha-yoga se trabaja con la atención vigilante
y serena para que el cuerpo deje que la vida pase por él. Ese

mismo cuerpo que se utiliza para retrotraer la atención sobre uno cuando se dispara hacia lo exterior.

Hasta que el cuerpo no enferma irreparablemente, no sospechamos la fuerza de que dispone. Si está muy consciente, aporta una energía extra que nos será muy útil en el ejercicio para el despertar interior. Como dicen los yoguis, se va pasando de lo denso a lo sutil y de lo sutil a lo ultrasutil, de lo sensible a lo suprasensible. Si disponemos el cuerpo para ello, deja que la energía estancada pueda eclosionar. Mucha de su energía se disipa por una exagerada motricidad mecánica, por todo tipo de automatismos somáticos o mentales y porque el *prana,* utilizando el término yóguico, se estanca y no fluye de modo natural.

Cualquier actividad física que se ejecuta con consciencia rinde en los distintos planos o envolturas de la persona. Si camino, camino, y si corro, corro; si me extiendo, me extiendo; si tiro al arco, tiro al arco, y si hago escalada, hago escalada. La mente atenta, el cuerpo en apertura, viviendo orientado hacia el ser, aprovechando toda la energía que nos ayude a estar más vivos y a evolucionar.

Apéndice III.
A la búsqueda del ser

El yoga es, sobre todo, el camino hacia el propio ser. A través de las técnicas que el yoga dispone, el aspirante debe esforzarse por alcanzar su facultad de ser, esa seidad que es la máxima recompensa para el yogui, porque representa la emancipación definitiva. Transcribo a continuación las palabras del yogui Atmananda, personaje de mi relato *El yogui*, en el que recojo toda la sabiduría tradicional y más elevada de la India:

No seamos nosotros, hijo mío, como aquel hombre encarcelado que, al mirar a los demás más allá de las rejas de su celda, pensaba que eran los otros los que estaban en cautiverio. En tanto no hayamos encontrado la esencia que se recubre de este cuerpo que enferma y degenera, la esencia de esta mente irrefrenable que anida división y genera deméritos, confundiremos la imagen de la luna en el lago con la luna misma. Porque quiero decirte, querido mío, que no hay poder más elevado que el que se obtiene sobre sí mismo, ni conquista más sublime que la que alcanzamos sobre nuestra naturaleza real, ni luz más potente que la que emana de nuestra sinceridad, ni mayor riqueza que la serenidad inalterable, ni mayor esperanza que la de integrarnos en el seno de la Madre Cósmica.

Aunque el yoga es medicina natural, ciencia psicofisiológica, psicología y filosofía, es sobre todo, y hay que insistir en ello, una técnica de autorrealización. Todas sus técnicas psicofisiológicas, psicomentales y espirituales, por más que puedan ser derivadas en otras direcciones y desprovistas de toda metafísica o componente de trascendencia (por ejemplo, si son utilizadas como una terapia somática, psíquica o psicosomática), fueron concebidas para conducir al practicante al establecimiento de su naturaleza real. El yoga ha desarrollado para ello un sistema integral de perfeccionamiento, que se proyecta sobre todos los niveles constitutivos del ser humano: cuerpo físico, cuerpo sutil, mente ordinaria, psique, mente interior y supraconsciencia, para, conquistándolos y perfeccionándolos, poder experimentar el yo o sí mismo, emanciparlo y realizarlo en la conciencia cósmica.

En la mente ordinaria, todo es modificación, efervescencia que altera y confunde, porque trabaja sobre el pensamiento conceptual y los pares de opuestos y es insuficiente como instrumento para rescatar la última realidad. El practicante debe aprender a controlar su mente ordinaria, a situarla en su justo lugar. También debe aprender a resolver los conflictos y las contradicciones de su psique para evitar la interferencia de esos procesos en la indagación interior. Por medio de una práctica rigurosa, el aspirante puede desplazarse desde los planos superficiales de su ser a los más profundos, desde su mente ordinaria o externa a su mente interior, donde todo es silencioso y armónico.

Esta mente interior desencadena, debidamente entrenada, la supraconsciencia o conocimiento superior para percibir el sí mismo, que es personal y transpersonal, es la Conciencia Cósmica o Mente Universal individualizada en el ser humano.

En la búsqueda de la realidad superior, la mente juega un papel relevante, y de su grado de madurez y evolución depende que el practicante pueda seguir el camino adecuado hacia la autorrealización y pueda realizar el Sí mismo. Por ello, el yoga, como ningún otro sistema soteriológico, ha investigado tanto sobre la mente y sus posibilidades como instrumento de trascendencia. El yogui, mediante una práctica perseverante, debe controlar y adiestrar su órgano mental, que tiene los siguientes planos: subconsciente, mente receptora, inteligencia y supraconsciencia. La mente receptora está conectada con los órganos sensoriales y los órganos motores. El yogui se ejercita en quemar las latencias (*vasanas* y *samkaras*) del subconsciente y neutralizar sus fuerzas ciegas, en desarrollar el grado de receptividad de su mente, en potenciar y perfeccionar su inteligencia, para así hacer posible ese conocimiento superior o supraconsciente merecedor de la realidad interior.

Una de las funciones más preciosas de la mente es la atención y todas las técnicas yóguicas tienden, de un modo u otro, a su desarrollo. La atención mental es una facultad del órgano psicomental en compañía de otras importantes, como la voluntad, la imaginación y la memoria. La atención mental pura o desnuda (libre de filtros e interferencias) está en el presente, la memoria está en el pasado y la imaginación, en el futuro. Mediante la movilización de la voluntad, el yogui busca desarrollar al máximo una atención mental pura y penetrante, refrenando la memoria y la imaginación negativas. Esta atención mental puede ser espontánea o provocada, pues cuando algo le interesa o atrae especialmente al individuo, mantiene su mente atenta de manera espontánea, sin ningún esfuerzo. Sin embargo, la atención que adquiere toda su significación yóguica y exige una movilización de la voluntad es la atención mental provocada, la concentración yóguica propiamente dicha, que representa una intencionada intensificación sobre el soporte de la concentración con absoluta exclusión de todo lo demás. La atención mental puede ser pura o impura. El yogui se adiestra en la primera y puede utilizarla canalizándola hacia un soporte exterior (atención mental pura extravertida) o reflejarla hacia sí mismo (atención mental pura introvertida).

Con su arduo entrenamiento, el yogui intenta conocer y penetrar los diversos niveles de la mente, ascender y descender en ellos a voluntad, y cada nivel se ve correspondido por determinados elementos. La mente ordinaria solo puede reportar el conocimiento conceptual, que es la sede de la lógica y del pensamiento binario y el nivel mundano de la mente, basado sobre los conceptos y las categorías. Esta mente mundana y finita está incapacitada para comprender lo infinito y supramundano. El conocimiento directo y penetrante, aquel que escapa a los pares de opuestos y a la estrecha lógica binaria, aquel que desencadena la aprehensión mística, viene dado por la intuición, o sea, por el ojo de la mente interior. Solo a través de la mente supramental o supramundana es posible la percepción del Sí mismo y su realización, mediante una lúcida y directa experiencia de la unidad, en la mente universal. Por otra parte, la mente subconsciente se halla por debajo del umbral de la consciencia y es depositaria de toda clase de pretéritas experiencias y vivencias, allí reside todo un material anárquico e incoherente, cuya ciega potencia es condicionante del individuo y sus manifestaciones en tanto no es neutralizada. El inconsciente es personal y transpersonal. El yogui no solamente trata de alcanzar el subconsciente para neutralizarlo, sino, lo que es mucho más importante, trata de abrir las compuertas que almacenan la energía del inconsciente, esa energía subliminal que puede resultar orientadora y hasta genial.

Numerosos son los planos de la mente: subvigilia, sugestibilidad, hipnosis, narcosis, éxtasis, hipervigilia, duermevela, y tantos otros. Cuatro son los fundamentales para el yoga: vigilia, sueño, sueño profundo e iluminación. El plano de vigilia relaciona al individuo con el mundo fenoménico, mientras el plano de sueño origina las imágenes oníricas. El plano de sueño profundo o sin ensueños permite el establecimiento en el yo, al estar el individuo en comunión consigo mismo, sin la interferencia de ninguna modificación mental. Sin embargo, este estado de comunión con el yo, aunque reporta sus beneficios y colabora en el progreso interior, es inconsciente, mientras que el estado de iluminación permite un establecimiento hiperlúcido e hiperconsciente en el Sí mismo y, consecuentemente, la realización de la seidad que, insistimos, es el fin supremo del yoga, porque comporta liberación e integración; dicho de otra forma: ser en el Ser Absoluto.

editorial airós

Puede recibir información sobre
nuestros libros y colecciones inscribiéndose en:

www.editorialkairos.com
www.editorialkairos.com/newsletter.html
www.letraskairos.com

Numancia, 117-121 • 08029 Barcelona • España
tel. +34 934 949 490 • info@editorialkairos.com